一路上，有我陪你

20歲成長紀念版

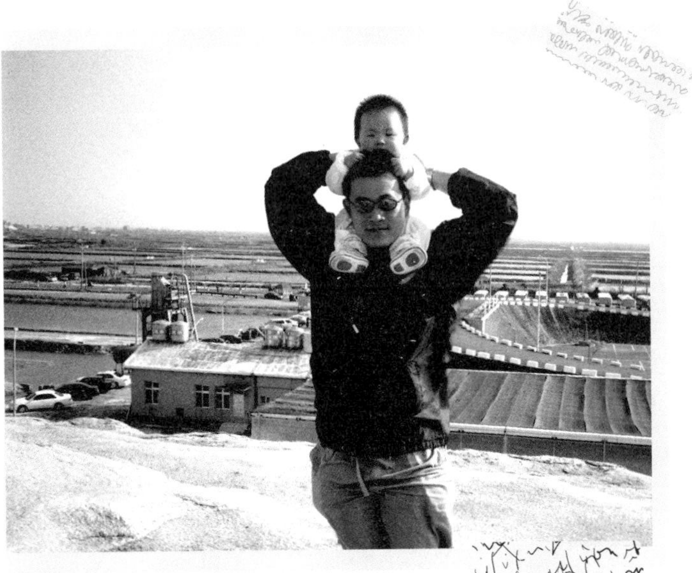

蔡昭偉（蔡傑爸）——著

李翠卿——文字整理

蔡傑3歲半那一年，我選擇了全職爸爸這條路

下定決心，要用不留退路的愛，幫助我的愛子穿越障礙

〔推薦序〕

慢飛小天使，成功飛越障礙

嘉義縣朴子國小前校長　周炳志

在提筆寫序的當下，我在想，我該讚賞蔡傑的勇敢及特殊專長表現，還是要佩服蔡傑爸爸的愛心、耐心及堅忍的毅力？看看他們父子親暱的互動，聽聽他們父子之間不用言語的心聲，想想他們父子之間絕佳的默契與互信，然後你看到現在的蔡傑，飛越了障礙，不僅會游泳，還可以在大庭廣眾下騎著單輪車、表演花式的直排輪。我想說的是，蔡傑爸因蔡傑而偉大，蔡傑因爸爸而破繭成功了！上帝關了一扇窗，卻也為這對父子開啟了更寬廣的天空。「人定勝天」，在他們父子身上，我們看到活生生的榜樣！

蔡傑是在三歲多就讀本校，他可愛的模樣，很難教人不喜歡他。融合班的同學喜歡他，搶著當他的小幫手；老師疼愛他，循循善誘，引導他走入語言的世界；爸爸也總在課後認真地與老師討論，如何幫助蔡傑學習得更有效率。那時候，我深知老師總是使出渾身解數，爸爸也曾一度躊躇徬徨，無所適從。在一段的摸索之後，蔡爸爸知道了，蔡傑的學習，不能急，要多些「等候」；不要放棄，要給孩子多一些空間，而且「挫折也是一種資產」，有挫折才會有進步。於是在沒有希望中，蔡爸爸為蔡傑找到希望，也找到孩子另一個生命的出口！

我常稱呼蔡傑為「小天使」，雖然有些折翼，飛得慢一些，但因著爸爸對孩子的了解、體認，還有一股強勁的堅持與執著，蔡爸爸看到蔡傑在運動神經上比一般人更為敏銳的優勢，於是歷經了八年的苦練，終於發掘了蔡傑的潛能，也成就了蔡傑人生中的最大亮點！蔡爸爸不愧是比教育家更像教育家的爸爸；蔡傑也真的是「傑出」、勇敢的孩子啊！我有預感，或許在未來會出現一個：自閉症兒的教授——蔡傑，以他親身的成長經驗，去啟發與他一樣的小孩呢！

想著他們父子一路走來的艱辛歷程，心裡充滿無限的不捨與感動，蔡爸爸點燃了父與子之間生命的火花，也照亮更多人心中的亮光！再看到蔡爸爸親自撰寫的這本書，宛如與他們一起經歷種種的挑戰與辛苦，也分享他們成功的喜悅。這樣的感覺也只有「感動」與「佩服」可以形容。藉著他的故事，鼓勵家有自閉兒的父母，不要怕！因為蔡傑與爸爸已為大家走過最黑暗、最艱辛的路程。蔡傑能，那麼你也能！因此，我相信，蔡傑絕對是帶著上帝的使命而來的，他已成為大家對生命的一種激勵。我想這就是蔡爸爸要出版這本書的最大用意吧！並且也鼓勵健全的人，更要好好珍惜所擁有的一切，創造自己璀璨的人生，活出人的價值與意義。

感謝蔡爸爸將蔡傑真實的奮鬥故事呈現給我們，讓我們知道，愛勝於一切；也發現，人類潛能無限。蔡傑，你是個幸福的孩子，因你擁有了世界上最大的父愛；蔡爸爸，你是偉大的，因你改變了蔡傑，締造了奇蹟，譜出一篇動人的生命樂章！在此，我個人要表達內心最崇高的敬意。您父子倆是值得掌聲的！也相信在未來，蔡傑仍舊是爸爸最甜蜜的負荷，蔡爸爸也將一路陪伴蔡傑到永久。

最後，誠摯地推薦這本好書《一路上，有我陪你》，希望大家下次看到蔡傑「傑」出、精湛的表演時，不要忘了給他更多的掌聲與喝采！

〔推薦序〕

鐵漢柔情，令人動容

《遙遠星球的孩子》製片　洪廷儀

在這本書中，首先看見的是我從來不曾想像過的狀況：綁鞋帶學了兩年、學游泳三年、腳踏車六年……凡此種種學習歷程，在常人看來均是非常不可思議的事，然而他們卻辦到了。但這卻不是讓我們去拍攝這位父親的主要動機。

讓我們拍攝團隊真正感動的是，這位外表粗獷的典型「男子漢」爸爸，為了孩子，情願卸下剛強的面具、放棄身為「男子漢」該有的一切，只求孩子成長茁壯，不計任何代價。這些付出，我無法想像是經過多少的掙扎、矛盾與異樣眼光所換來的，而他只能承受——前提是，這一切，都不一定會有收獲，這才是我們在這些日復一日的日記中，找尋到值得我們記錄的蔡傑爸。

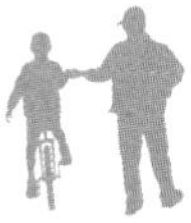

〔推薦序〕

跟隨孩子的腳步成長

中華民國自閉症基金會 南部辦公室前主任　許鈺玲

閱讀本書之前，筆者恰好邀請蔡傑爸爸到高雄及台南分享教養經驗，這樣的分享大部分都是母親來主講，因此，蔡傑爸爸的到來，也吸引家中有自閉兒的父親紛紛走出來聆聽，光是台南一地，就有二十一位爸爸參加，占了四分之一，給工作人員莫大的鼓舞。因為蔡傑爸爸的感動分享，家長的心更加凝聚，力量，一點一滴的找回來。

蔡傑爸爸的家庭故事，在平實的文字敘述中，有著不平凡的力量。我們很不容易見到一位自閉兒家長願意坦露自己的家庭生活及個人生命經驗，何況是由一位父親來書寫？我想，蔡傑爸爸的勇敢及他的用心，想必然是為了縮短更多自閉症家庭的迂迴路，而將自身家庭中一幕幕的喜怒哀樂，真實生動地呈現給所有讀者。

從書中，我看到蔡傑爸爸實踐了「家長是最好的老師」這個說法，與永不止息、無條件的愛。也看到身為自閉兒父親，在親子雙向交互學習的歷程中，不再追求主流價值中的知識性學習。回過頭來，重新審視親子關係的重要性優於鞭策兒子對知識的學習。到了這階段，浮現出來的，是認清孩子生命中的價值核心在哪裡，思考要為孩子創造一個什麼樣的未來及環境。

在父親節即將到來之前，我很樂意推薦這本《一路上，有我陪你》，除了適合家長閱讀外，更推薦相關醫療人員、教育工作者都能人手一本，即使沒有切膚之痛，仍能從中了解服務對象的處遇及複雜的心情轉折，明白自閉症家庭如何耗竭所有精力，只為了讓孩子有「一點點」機會好轉。無論您是否家中有自閉兒，藉由書中一位無比慈愛及堅毅的父親，在現實環境中一再挫敗、心碎，從不斷地與自閉症奮戰到最後接受，在糾結的親子關係和家庭衝突裡如何調整轉化，每個生活的小事件都是一次大考驗。

以生命影響生命，是這本書最好的寫照！

〔推薦序〕

你選擇了光，就行在光中

名主持人　廖偉凡

在上帝的眼中，每一個生命都是一個特殊的個體，當我們閱讀此書時，抽離這世界所貼的標籤：自閉兒、語障、聽障、身障……等，你會發現，這是一本非常精采的親子教育書。

行色匆匆的臺灣社會，不論做什麼事情總希望立竿見影，但是孩子的教育是要「慢慢來」，一點也急不得。書中，蔡爸爸陪孩子讀一本童書需要用盡各種方法，甚至花上十個小時才能達到目的，其實，每一個父母都該像蔡爸爸一樣，一本童書應該找出十個有趣的點，一次又一次的陪孩子享受讀書的樂趣。可是急忙的臺灣社會面對這些課外書總是漠視，有些父母甚至會說：「幹嘛要花那麼多的時間？考試又不會考！」

繁忙的臺灣父母，您看到了自己孩子的獨特之處嗎？就像蔡傑學習游泳，當其他人都在用單一標準來否定蔡傑時，蔡爸爸反而發現了他的繪畫天分。只有花時間陪伴孩子，您才有機會發現孩子真正的潛能和天分。但這似乎也是現代父母最欠缺的，於是您想給的往往不是孩子想要的，想想，這是何等遺憾。

一個先天有些許言語障礙的父親，一個出生就十分特別的孩子，他們之間用愛來填補了一切。讀《一路上，有我陪你》，我深深感覺到，孩子真是上帝恩賜最美的禮物，我們該稱他們為天使。這些年，我一直在不同地方推廣親子教育，過程中，你會看到許多天使被爸媽教育成「怪獸」。但對蔡爸爸而言，上帝給了他一個看似怪獸的孩子，但事實上，他卻是一個不折不扣的可愛天使。

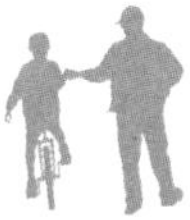

〔推薦序〕

永不放棄，才有希望

中華民國自閉症總會榮譽理事長　潘兆萍

一頁一頁翻著《一路上，有我陪你》，跟著蔡傑爸爸述說的內容，我的思緒也回到我兒年幼時光。如同蔡傑一樣，他的固執、偏執也在我們家不斷上演；為了教導他一個行為，往往必須花很多時間，每天反覆教導及練習，直到他學會為止，時間通常以「年」為單位。

在學校時，我必須向老師及同學告知孩子的狀況，希望他們能提供正確的協助及指導，以期能讓他順利學習。我兒也有某項偏執，不順其意，就會「卡住」：上美勞課前，他必定要將彩色筆依照各色調分門別類排列整齊，否則便無法上課，如同蔡傑一樣。只是，我兒不只是會排列自己的彩色筆，他還會關心其他同學的彩色筆，因此每當其他同學一打開盒蓋，他便忙碌的檢查並修正位置，而這也造成大家的困擾。因為不理解，其他同學還以為他是要拿他們的彩色筆，但當我向大家解釋後，同學及老師也願意讓他去排列了，之後甚至有家長誇讚他。那種被認同、肯定的感覺就像蔡傑經過多年的學習，終於學會獨輪車，展現在大家面前的笑容一般，是一種難以言喻的美好。

自閉兒的溝通能力不佳，家長便是他們的最佳代言人，幫助他們與外界溝通，讓大家知道如何陪伴他們。

《一路上，有我陪你》有著蔡傑爸爸的用心歷程，還有協助自閉兒的各種小技巧，可以讓家長們學習與運用。而這本書中提到的教育方式，也提供教師、治療師、社工等專業人員一個明確的範例，讓他們能更了解應如何協助自閉兒。相信，只要不放棄他們，他們是有能力的；只要持續不斷的教導他們，肯定會見到成效。

書中提及的教學妙方：「關懷一兩、尊重半碗、聆聽三分、同理心兩粒、了解一顆、鼓勵一斤、智慧九分，再用『心』鍋煎，三碗水熬一碗湯，日日服用。」我相當認同。面對自閉兒，這確實是每位父母與教學者該服用的良方啊！

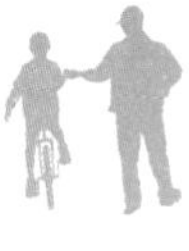

〔推薦序〕

無私無我的奉獻

《遙遠星球的孩子》導演　盧元奇

蔡傑爸，拍攝《遙遠星球的孩子》時認識的，我們的主角之一。肯納症（注）孩子的家長，大多沒有自己的名字——因為這些家長的生活都貢獻給了孩子。蔡傑爸也是如此。

因為蔡傑，他選擇了與多數家長不同的方式來陪伴小孩成長。他放下工作，投入所有的時間參與蔡傑認識這個世界的過程，凡事親力親為，以實際行動來教導蔡傑，不管是如何扣釦子、如何說不要、如何唸出注音符號，每一個我們視為理所當然的行為，在他們父子之間都是全新的挑戰。

而這些挑戰，蔡傑爸用文字一字一句地記錄下來了。從這裡不只看到他們的心情、辛苦，最重要的是，我們看到了一個父親，對於「愛」的實際體現是如此無私奉獻。

注：「肯納症」（Kanner's Syndrome）即一般俗稱「自閉症」之正名。一九四三年，美國醫師肯納（Leo Kanner）發現自閉症（Autism），故名之。

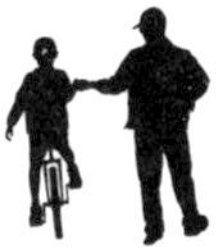

目錄

第二篇 孩子，讓我讀懂你的心

第三篇 孩子，我們一起向前行

第四篇　孩子，謝謝你

〔自序〕

當亞斯伯格特質父親遇上星星兒

說起來，我是一個非常執拗的人，只要我想做的事，就會不計代價去完成。念高中時，曾經有一個暑假，我整整兩個月完全沒出門，只為了練吉他。一般人練吉他，練得再勤，最多也是練到破皮、長繭而已，但我是練到流血了還不停歇。為了避免十指斑斑的血跡沾染到吉他弦，我就用膠帶把手指包起來，繼續練。

難道不會痛嗎？

當然會！痛得像刀子在割，但是，我還是堅持要繼續練。

有人逼我這樣做嗎？

沒有，完全是我自己要練的。

因為整個暑假完全沒有踏出家門一步，原本被太陽曬得黝黑的肌膚，褪回白皙的本色，開學後，班上同學都嚇了一跳，差點認不得我了。對十幾歲的青少年來說，兩個月不出門、不說話，簡直匪夷所思，這形同關自己禁閉。

國中、高中有許多同學，都不約而同在我的畢業紀念冊寫下類似的印象：「做任何事都很認真、有衝勁、不認輸、極端……」

在同學眼中，我就是一個這樣「龜毛」到極點的怪咖。

我想，我是個擁有某些亞斯伯格症（注）「特質」的人吧？

只要是想做的事，就有異於常人的強烈執著。

像我這樣一個有亞斯伯格症傾向的父親，遇上了一個自閉症的星星兒，會擦出什麼樣的「火花」呢？

蔡傑，我的獨生愛子，是我這一生最深刻的牽掛。

這孩子一出生，我就對他寄予厚望，滿心盼望把這孩子調教成資優生，就算不是資優生，至少希望可以比其他孩子更出色一些。

可萬萬沒想到，我的蔡傑，竟是一個有重度學習障礙的自閉症小孩！

我認輸了嗎？當然沒有，我是一個好強的人，絕對不會這樣「坐以待斃」。我辭去工作，回到家當全職爸爸。

完全沒有任何醫學背景的我，自行蒐集了無數與自閉症有關的專業資料，一一細讀，這些資料、報告堆積起來，比蔡傑八歲時的身高還高。我不只是閱讀理論，更充滿「雄心壯志」地將這些知識用在實際的教育上，意圖要扭轉劣勢。

原以為很難有人比我更「偏執」了，可在與蔡傑「交手」後，我才知道什麼叫做

「棋逢敵手」。

我絕不輕言妥協，而孩子則絕不輕易就範。父與子，彷彿在比誰更執拗。

這過程，當然不可能平平順順，壓力、挫折彷彿永無止盡，不要說是「一分耕耘，一分收穫」，投入「萬」分耕耘都不見得能換到一分收穫。

在最茫然、無力的時候，我也曾自我懷疑：這樣做，到底值不值得？

但我沒有退路，我們父子就像浮沉在汪洋之上，就算只是一片羽毛，也會緊緊抓住它。

即使希望只有萬分之一，我也不會放棄。

有些人會這樣「安慰」身心障礙孩子的家長：「這是上輩子相欠債，這輩子來贖罪。」這種「安慰」，對家長來說，只是二次傷害，我們教養孩子，絕對不是出自「贖罪」的心態，而是因為愛。

擔任全職爸爸這些年，其實不只是我在教育蔡傑，蔡傑也在教育我。

他教會我用另一種角度來看待生命——慢一點，也可以很美好。

說話、游泳、直排輪、獨輪車……不管學什麼，都是以「年」為單位，學習步伐就像蝸牛一樣緩慢，但蝸牛雖慢，只要有心，總有一天還是會抵達終點。

換個角度想，如果不是因為他如此「憨慢」，我們父子倆或許就不會這樣細細品味人生中每一天。

有這樣的孩子，其實是一個祝福、是讓生命豐富的開始。因為蔡傑，我感受到全然不同的生命內涵，我的能力因他而被激發，人生也因他而更豐富、更有意義。

我不只是蔡傑的父親，也是他的語言治療師、職能治療師、特教老師、音樂老師、游泳教練、直排輪教練、體操教練……

跟他在一起的每一天都很充實，雖然常有挫折，但也常有感動。

這些年，我不間斷地寫部落格，幫孩子做學習成長紀錄，一方面，固然是想要留下回憶，並作為之後教學或訓練的修正基礎；另一方面，也是希望藉由這些紀錄，讓更多人認識自閉症。

很多的「障礙」，其實都源自「不了解」，我只希望自己能盡一點棉薄之力，讓大眾能更認識身心障礙兒，但願能扭轉社會大眾對遲緩兒家庭同情、悲憫的看法，我們需要的並不是同情，而是接納與理解。

誠懇將這本書獻給全天下的父母親，我深深相信，只要父母有滿滿的愛與百分百的耐心，任何困難都能一一克服。

注：「亞斯伯格症」（Asperger Syndrone），由奧地利醫師漢斯．亞斯伯格首次提出，與自閉症雷同，不同的是，沒有明顯語言發展遲緩的現象。

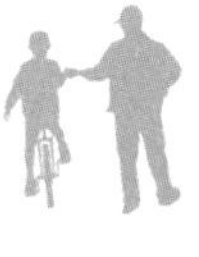

〔楔子〕

爸爸，為什麼？

「爸爸，地球上有成千上萬的生物，為什麼偏偏只有人類需要錢才能活下去？」

「為什麼人類一直追求奢華、繁榮的同時，還要一直破壞大自然的生態，卻毫無自覺？」

嗯，我要想一想……

「爸爸，為什麼我有人類的外表，可是卻和人類的行為不太一樣？」

「為什麼我沒辦法跟一般人一起玩？」

「爸爸，我也很想像正常人一樣說話，可是，我真的做不到！就算我努力說出來，也沒有人聽得懂！」

「爸爸，為什麼大家要用不一樣的眼光看我？我是稀有動物嗎？」

孩子，我們沒有辦法去管別人怎麼看我們，我們只要認真過每一天，享受生命賦予我們的每一天，就算全世界的人都不願了解你，至少，我還在……

爸爸再怎麼努力，也改變不了世人對於自閉症的標籤，但是，爸爸從你身上，已經得到夠多了。

孩子，是你讓我懂得認真去體會這些人生的道理，你的存在，就是要帶給身旁的人懂得珍惜與單純的快樂。而且，每一天都要實踐！

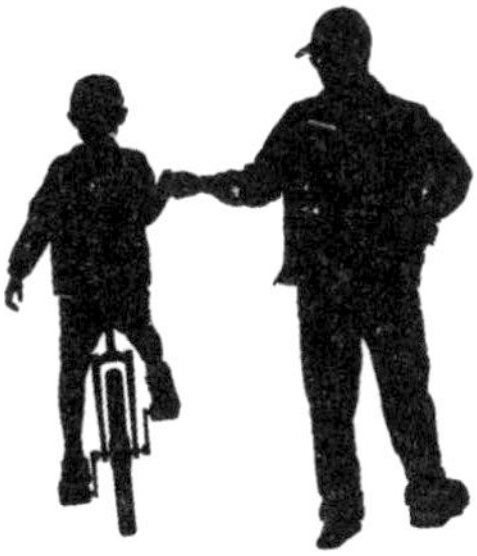

第一篇

孩子，我該如何面對你？

對我而言，這世界上，
沒有一件事比蔡傑的未來更重要。
於是，在蔡傑三歲半那一年，
我毅然辭去工作，下定決心，
要用不留退路的愛，幫助我的愛子穿越障礙。

從「天才」到「自閉兒」

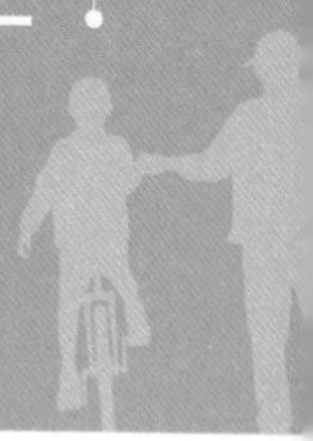

看著附近街坊年齡相仿的孩子都開始牙牙學語，我心裡很不是滋味，但我仍強自鎮定，不斷說服自己：也許我們蔡傑是「大雞慢啼」……

「望子成龍，望女成鳳」，是每一位父母殷切期望的，當然，我也不例外。

我兒子名叫蔡傑，之所以取名為「傑」，就是希望他成為人中豪傑。

這是我們家族的第一個孩子，打從知道妻子懷上蔡傑的那一刻起，我就對他充滿期待。蔡傑還在妻子肚子裡的時候，就開始聽胎教音樂；他五個月大時，妻子在臺北參加抽獎，抽中一套迪士尼的教材，我特地開車去載，教材多到幾乎把車子塞滿。

這套貴族教材一套就要十幾萬，以我們夫婦的收入來說，絕對負擔不起，沒想到我們竟然能幸運抽中，全家人都歡喜地想：「這一定是天意，上天要我們好好栽培蔡傑成龍成鳳！」

在那個幸福的當下，我深深相信：我們家蔡傑長大後可能是個天才，就算不是天才，也一定會比別的孩子更聰明。

我認真看了許多早期教育書籍，蔡傑出生以後，我便開始實施零歲教育，期盼把他打造成一個「資優生」。

除了每天聽迪士尼的CD、看迪士尼的DVD和課本；也讓他聽九九乘法、三字經、二十四孝、童謠、古典音樂，看東森幼幼及新聞節目，還會抱著他唸故事書、玩益智玩具。每次帶蔡傑出門，我都不厭其煩，沿途一一指認各種商品名稱教他辨識……，恨不得能一口氣將這世上所有的知識都教給他。

看著才一丁點大的小蔡傑，我心中滿溢著幸福的美夢，幻想著他長大的模樣。是的，他一定會像他的名字一樣，傑出、優異、出類拔萃……也許他會成為醫師、律師或工程師，哦！甚至可能是科學家，是另一個愛因斯坦！

我為蔡傑寫了一本日記，打算翔實記錄蔡傑的「資優教育之路」。我萬萬沒想到，這本日記，最後會變成一個自閉兒父親的教養點滴。

蔡傑一歲半時，我開始有些疑惑。

迪士尼每個月都會寄來月刊，裡面有父母們分享的小故事，他們都說，自己的孩子只要聽過幾次，就跟著說或唱，或是用英語指出生活周遭的小東西，而且，那些父母還只是被動的播放教材而已，並沒有刻意引導。

我相信，我應該做得比別的父母更認真，但這些童謠、英文字母，蔡傑已經聽過千百次，為什麼卻完全做不到呢？

不要說是英文，我們家蔡傑甚至連中文都不會。

看著附近街坊年齡相仿的孩子開始牙牙學語，我心裡很不是滋味，但我仍強自鎮定，不斷說服自己：「也許我們蔡傑是『大雞慢啼』，再過一陣子，他一定會突飛猛進、給我驚喜的。」

然而，我的期盼卻落空了。到了兩歲，他始終沒有給我任何「驚喜」。

妻子多次提到要帶蔡傑去看醫生，

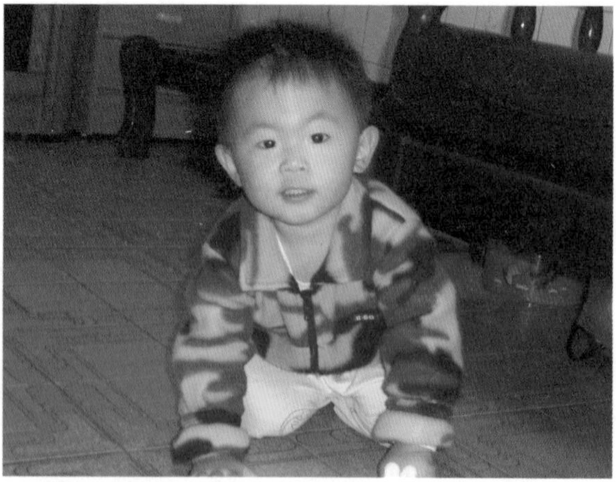

看著才一丁點大的小蔡傑，幻想著他長大的模樣，會像他的名字一樣，傑出、優異、出類拔萃……

但學中醫的父親卻持反對意見，堅信「孩子大一點自然就會好了」。可是，隨著時間過去，蔡傑並沒有「自然好起來」，我的內心愈來愈煎熬。

蔡傑兩歲半那年，我終於忍不住了，帶他去醫院，填了一大堆表單、做了一連串繁複的檢查，除基本的驗血、驗尿外，還做了聽力測試、腦波檢查、認知測試等。

醫院讓我填了一份長長的問卷，乍看問卷，許多題目看起來都是很簡單的基本動作，我忍不住嘀咕：這有什麼好問的？我的孩子又不是傻瓜！

但是當我逐條檢視對照，心裡的恐懼開始一點一點的浮現……

◎可以認出自己的相片……………………否！

◎說出否定句、過去式……………………否！

◎聽從兩個連續相關的指示………………否！

◎用名字表示自己…………………………否！

◎在句子用「是」來表達（不是球）……否！

◎知道性別…………………………………否！

◎在疑問句後加「嗎？」、「呢？」字……否！

這份測驗表格，我每答一題「否」，心就再往下沉一點，我們家蔡傑到底怎麼了？

我好惶恐。

一個月後，診斷書出爐，原來，我們家蔡傑不是天才，也不是資優生，而是個有廣泛性發展遲緩，重度語言障礙的自閉兒！

這對一心要成為「資優生爸爸」的我來說，不啻是個晴天霹靂。

那一夜，我輾轉反側，怎麼也睡不著。

孩子，我該如何面對這樣的你？

天使臉孔，魔鬼情緒

他就跟一般正常的孩子一樣，有著一張天真可愛的天使臉孔，但在他天使般的臉孔之下，卻有魔鬼般的情緒障礙！

常在電視節目或是一般生活中聽到有人用「自閉症」來挖苦內向的人，但，你確切知道「自閉症」是什麼嗎？

如果不是因為我們家蔡傑是自閉兒，我想我可能也會以為，「搞自閉」只是單純的孤僻而已。只有身為自閉兒的家長，才能體會，自閉症是這樣一個如此棘手、如此讓父母心碎的疾病。

其實，蔡傑的自閉症情緒障礙症狀很早就出現了，只是那時候我們並不知道這就是自閉症，還以為是他天性比較固執，或是還小不懂事。在知道蔡傑是個自閉兒後，我花了許多心力蒐集、詳閱與自閉症相關的資料，才恍然大悟，原來，蔡傑那些奇怪的反應，並不是一種「個性」，而是一種「症狀」。

比如說，在蔡傑的世界裡，完全沒有「彈性」這二個字。只要他認定想做的事情，絕對不能違拗他的意思，否則便會引起他強烈的情緒反彈。

蔡傑約一歲二個月會走路後，就不讓人牽他的手，堅持要自己走，但大人怎麼可能讓這麼小的孩子自己亂闖？每一次，只要有人硬牽他的手，他就會死命反抗、哭鬧倒在地上打滾。

只要他認定要出門，穿好鞋子那一刻，就一定要「立刻」上車，絕對不可以讓他等候一秒鐘，家人偶爾忘了東西，再進去屋內拿，只要讓他有「等待」的感覺，他就馬上抓狂。

不知道為什麼，他對TVBS臺特別情有獨鍾。只要在他面前打開電視，就只能看TVBS，遇到廣告也不可以轉臺，而且，絕對不能中途關掉電視，否則他也會暴怒。此外，每天我在泡茶時，每一次茶壺裝滿水後，蓋子一定要讓他蓋，若阻止他，他就會氣得失控，開始亂丟我的茶壺、茶杯，甚至拿泡茶用的熱開水，企圖往自己身上倒，異常執拗。

甚至，只要在他印象中認為「理應發生」的事，無論如何，絕對不可以改變。譬如說，只要按電燈開關，電燈就「應該」要亮，不然，他就無法接受。記得有一次颱風天停電，電燈未能像他所「預期」的那樣一開即亮，他竟整夜發狂似地不斷去切換開關，無論大人如何喝叱都沒有用。

更匪夷所思的，是他極端的「觸覺敏感」。每當吃飯或喝水時，絕對不可以有食物掉到碗的外面，或是沾黏到他身上的衣服，哪怕只是一粒米、一滴水都不行，否則他就開始躁動不安，不肯再吃飯，直到換上乾淨的衣服為止。

走路時，他腳底絕對不可以踩到小砂礫、頭髮之類的小東西，不然就好像「一二三木頭人」的遊戲一樣，他立刻就定住，停止任何正在做的事，一定要把腳底擦乾淨，才能夠繼續。

連一根頭髮都不能忍受了，更何況是大量的水？所以，每天幫蔡傑洗澡時，他總是哭得驚天動地，就好像要對他施予酷刑一樣，每次幫他洗完澡，就

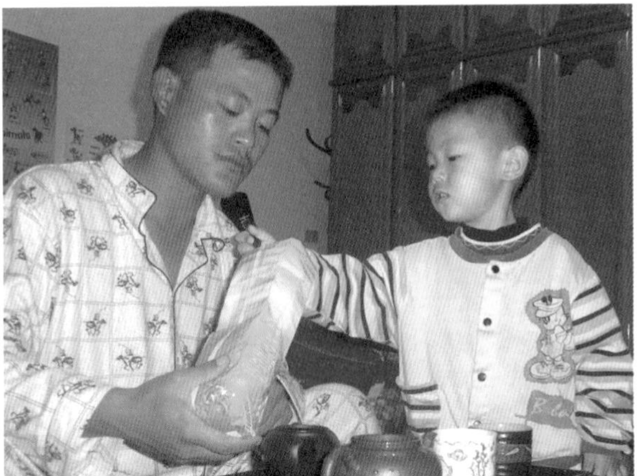

每天我在泡茶時，每一次茶壺裝滿水後，蓋子一定要讓他蓋，若阻止他，他就會氣得失控，開始亂丟我的茶壺、茶杯……

累得筋疲力盡。

光看我們家蔡傑的外表，他就跟一般正常的孩子一樣，有著一張天真可愛的天使臉孔，但在他天使般的臉孔之下，卻有魔鬼般的情緒障礙！

他就像一顆不定時炸彈一樣，只要事情跟他的期待有落差，他就會激動演出，尖叫、嚎哭得聲嘶力竭、滿地打滾，甚至還會破壞物品、瘋狂撞牆，不知情的鄰居，可能以為我們家天天都在毒打小孩。

畢竟我從未有過育兒經驗，在確診以前，我一直以為，這些脫序的行為，只是因為蔡傑天性固執，後來，我才知道這是自閉症的症狀。

當一切的疑問都得到解答以後，我並沒有如釋重負的感覺；相反地，有一種茫然的無助感，我們父子，今後該怎麼走下去？

什麼是自閉症？

自閉症是因腦部功能異常而引致的一種發展障礙，症狀通常在幼兒三歲前出現。自閉症常伴隨有智障、癲癇、過度活躍、退縮及鬧情緒等問題。

患有自閉症的學生在日常生活中有三大障礙：人際關係障礙、語言表達障礙及行為障礙。每一個自閉症患者的症狀皆呈現不一樣的組合，每一種症狀又依不同程度有輕度到重度的差別。以下列出一些自閉症患者的典型問題與行為：

★社交技巧的障礙

自閉症患者缺乏學習認識自己與他人關係以及基本社交應對的能力，因此從幼兒起，便可能表現出不理人、不看人、對人缺少反應、不怕陌生人、不容易和親人建立親情關係；在群處方面，由於興趣偏狹，模仿力較弱，他們多未能掌握社交技巧，缺乏合作性。同時，由於想像力較弱，他們極少通過玩具進行象徵性的遊戲活動。難以體會別人的情緒與感受，不會以一般人能接受的方法，表達自己的情感等多方面的困難。

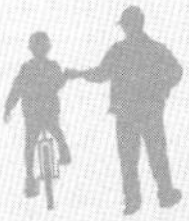

★語言和溝通障礙

自閉症在了解他人的口語、肢體語言，或以語言、手勢、表情來表達意思等方面，都有程度不同的困難。他們談話的內容大都侷限在少數的主題上，或只用幾個單字、詞。約有百分之五十的自閉症兒童沒有溝通性的語言；而有言語的自閉症兒童，也常表現出鸚鵡式仿說、代名詞反轉、答非所問、聲調缺乏變化等特徵。對於非口語溝通（如手勢等）也較難理解，通常也不太會運用肢體語言來與人溝通。

★重複性及侷限性的行為模式

自閉症兒童常會有一些和一般兒童不一樣的固定習慣或玩法，如出門走一定路線，特殊固定的衣、食、住、行習慣，狹窄而特殊的興趣，玩法單調反覆，缺乏變化，環境布置固定等，如果稍有改變，就不能接受而抗拒、哭鬧。自閉症患者也可能對於像按按鈕、開關門、旋轉物品等重複性的行為感到著迷，他們也可能會出現搖晃、旋轉身體、拍手等異常的刻板行為。

（資料來源：財團法人中華民國自閉症基金會）

這世上，還有什麼比你更重要？

我想通了，只要蔡傑有那麼千萬分之一的機會可以得到健康、幸福，我個人微不足道的前途、榮辱，又算得了什麼呢？

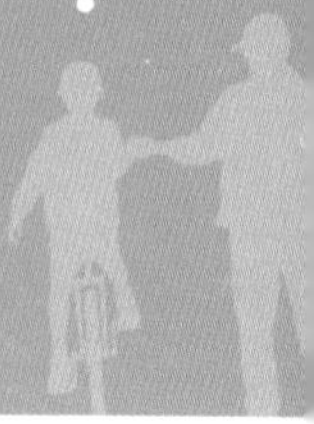

癌症病患剛被醫師「宣判」罹癌時，通常會經歷五個階段的情緒反應：震驚→否認→憤恨→憂鬱→接受。

這其實也是我的心路歷程。

剛知道我們家蔡傑不但不是資優兒，甚至還是重度障礙的自閉兒時，我真的無比震驚，多麼希望這是誤判！心中也曾充滿怨懟與鬱結：我到底做錯了什麼，老天爺要讓我的孩子罹患這種疾病？

蔡傑三歲那年，我領回他的殘障手冊（中華民國身心障礙手冊），手冊上載明的障別是「自閉症」，級別則是「重度」。

「重度障礙」這幾個字，在我這個爸爸的眼裡，看上去是多麼刺眼啊，我所寄予

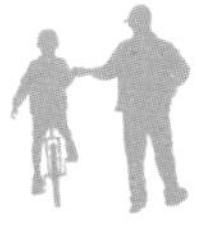

厚望的兒子，竟然是個重障者！在外人的眼中，我的孩子可能是個笨蛋、是個傻瓜，一想到這裡，我就心痛的難以自持。

但，最後，我仍是接受了這個事實。

這孩子縱使不若當初想像得完美，他仍是我的愛子，我對他仍有期待，不願就此放棄。

因為蔡傑，我忍不住想起我那跌跌撞撞的成長歲月。

小時候的我有很嚴重的口語障礙，講話總是結結巴巴的。母親總是用責罵的方式來糾正我的口吃，而我的哥哥、妹妹年紀小不懂事，則喜歡用學我講話的樣子來取笑我。

最親的家人都這樣了，到學校更不用說了。被同儕嘲笑、模仿是家常便飯，就連某些老師也無法體諒我的苦衷，因而誤會、指責我，讓我成為全班的笑柄。我愈是拚命想把話說好，愈是說得坑坑疤疤，引來更多誤會和訕笑。

我是個自尊心強的孩子，漸漸的，我乾脆閉口不言。課堂上，老師們都會抽點學生唸課文或回答問題，其實我都知道答案，但是我再也不要在課堂上開口，我寧願被打手心、罰站，也不要開口招致羞辱。

這些童年創傷，對我影響甚深。

即便我成年出了社會，口吃的問題仍未能根除，加上我又是多汗型的體質，說話結結巴巴又一直冒汗，常常讓人誤以為我很緊張。除非是熟識已久的朋友，否則像我這樣的人，給人的第一印象通常是很沒自信又沒能力。

就算我想解釋，別人也沒有耐性聽。通常我還沒把話表達清楚，對方就受不了，幫我接話，但他們幫我接的話，未必是我所想表達的意思，甚至可能是一種曲解，但我為了避免口吃招致更多尷尬，只好勉強點頭表示認同，至於那些原本想說的話，只好擱在心中。

「啞巴吃黃蓮」、「有口難言」、「百口莫辯」這些形容詞，我充分體會。

而我們家蔡傑的障礙又豈止是結巴而已？若是我什麼都不做，我可以預見蔡傑的成長過程會有多少難以啟齒的辛酸血淚。我自己的命運是如此也就罷了，我不要我的兒子也蒙受這種痛苦。

我更擔心的是，若他一輩子都學不會生活自理，終身都需要仰賴別人照顧，有一天，我比他先離開這個世界，到那個時候，他該怎麼辦呢？

在知道蔡傑有自閉症以後，對於期盼孩子出人頭地的夢想，我早已拋諸腦後，我心中只有一個期盼：他長大能夠獨立生活，過得平安喜樂。

問題是：誰來負擔教養他的重責大任？

特殊兒的教養方式跟一般幼兒不同，非常需要家長全心的投入。除了需要到學校陪讀、陪孩子上醫院做治療，還要自我進修相關的早療成長課程。如果家長參與度低，把責任都交給老師，治療的成效恐怕有限。

我們夫婦原本都有工作，在傳統「男主外，女主內」的觀念下，我的父母一直強烈要求妻子辭掉工作，專心帶小孩。

可是，我左思右想，覺得這並不是一個最好的辦法。

蔡傑脾氣發作起來時，那種不顧一切的蠻勁兒，簡直就像是要跟你同歸於盡，妻子是瘦弱的女性，她的力氣不足以控制情緒爆發的孩子。記得蔡傑兩歲多時，有一次，妻子單獨帶他出去騎腳踏車，蔡傑在大馬路旁突然情緒失控，妻子束手無策，只好打電話回來求救，我趕緊開車到現場，硬是把他帶上車。妻子對這件事心有餘悸，再也不敢獨自帶小孩出門。

除了體力因素，還有「家庭政治」的考量。我父母都是個性強硬的人，對教養孩子多少有主觀看法，我是親生兒子，意見相左無妨，但她是媳婦，角色不同，可能就會有所顧忌，即使意見不同，也不敢堅持。

或許，這個擔子，該由我來扛下來……

但要回歸家庭當個全職爸爸，心中不免掙扎。

我們家並不是沒有後顧之憂的富裕人家，我若辭掉工作，家裡收入豈不是少了一半？而且，與社會脫節這麼久，將來再次就業不會有問題嗎？我用我的前途為賭注，去教育一個可能看不到未來的孩子，萬一失敗了，豈不是兩頭落空？再者，南部民風保守，我是否能夠忍受周遭異樣的眼光，看待我是個「吃軟飯」的男人？

無數個夜晚，這些念頭在我心中不斷翻攪著。轉眼，又過了半年，蔡傑已經三歲半，他仍然不會說話。

我深知，已經不能再拖了，有些事情，是經不起等的。若在孩子六歲前還不加快腳步實施早療，也許，蔡傑就再也沒有機會了。

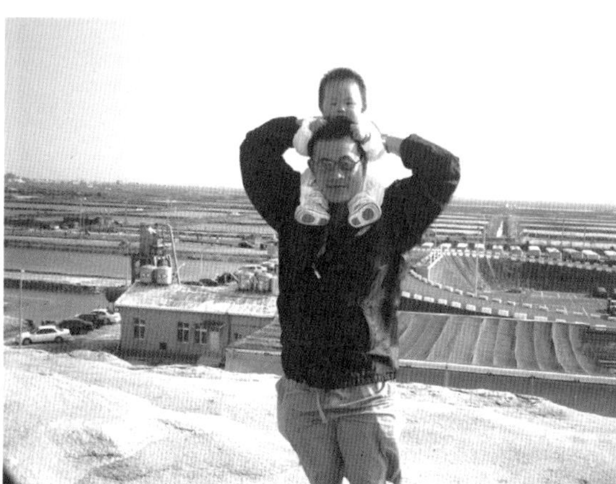

在蔡傑三歲半那一年，我選擇了全職爸爸這條路，下定決心，要用不留退路的愛，幫助我的愛子穿越障礙。

我想通了，只要蔡傑有那麼千萬分之一的機會可以得到健康、幸福，我個人微不足道的前途、榮辱，又算得了什麼呢？

對我而言，這世界上，沒有一件事，比蔡傑的未來更重要。

於是，在蔡傑三歲半那一年，我毅然辭去工作，選擇了全職爸爸這條路，下定決心，要用不留退路的愛，幫助我的愛子蔡傑穿越障礙。

蔡傑爸的一封信

親愛的老師：

非常感謝老師願意接受蔡傑這樣的孩子在你們班上就讀。第一天上課，讓我有點受寵若驚，一進教室，有一半的小朋友圍在蔡傑的旁邊，想要和蔡傑玩，因為老師的用心，提前將蔡傑的事告訴大家，我非常感動，這是一個好的開始，真的非常感謝老師。

我準備了兩片DVD給老師，這是一部日劇《與光同行》，是關於家有自閉兒的故事，老師若在家有空時，或許可以慢慢觀賞。

下午上課時，我若待在蔡傑旁邊，會造成老師的困擾，使老師受到限制，也會使他過度依賴我，所以我下午會留在特教班教室待命。現階段他的混亂行為已經減輕許多了，但偶爾還是會抓狂，我不希望因此影響到其他小朋友上課，如果蔡傑有什麼突發性狀況，請您打電話過來，我會立刻過去處理。

因為我的孩子曾經被私立幼稚園拒絕，所以讓他去普通班上課，一直都是我心中最重要的一件事，如今終於如願以償了。

學校的課業，我一點都不會擔心，因為這些我都可以教他，就算受限於他的智能，學業上可能學得不太好，那也沒關係。

我覺得讀書並不是最重要的一件事，我只希望他能交到朋友，能主動和他同年紀的小朋友說說話、互動就好了。

我可以教他寫字、畫畫、打電腦、溜直排輪、游泳、生活自理……等，但我無法生出三十個各種不同個性的小朋友來陪他互動，所以希望能得到老師的幫助。

當然，老師不用特別照顧蔡傑，只要用一般的態度對他，他做錯事，也一樣要懲罰，不能有不一樣的標準，只是要觀察一下他是故意的，還是受限於他本身生理的問題。如果有任何需要支援的地方，我會盡量配合。

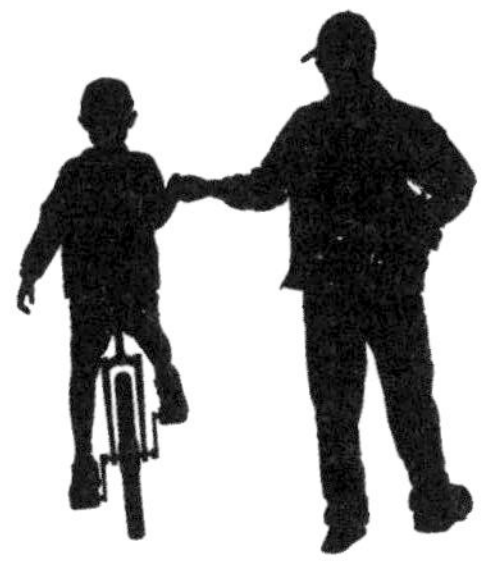

第二篇

孩子，讓我讀懂你的心

孩子就像是一面鏡子一樣，
會投射大人的各種好壞行爲……
親愛的蔡傑，爸爸會努力做個好榜樣，
要在你心上留下溫柔與美好，而不是憤怒與憎恨……

讓我與你靈犀相通

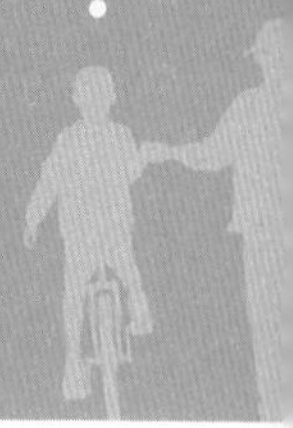

雖然無法像同齡孩子一般說話流利，但是，至少他「不怕」說話，因為，他知道，深愛他的父親，永遠會與他靈犀相通。

說話，是許多自閉兒父母心中的痛。

一般父母很難體會，我們是多麼渴望孩子可以跟我們流利的對話。

從蔡傑學會走路後，我就常帶他去公園玩。公園裡有許多幼童，身為家長的我，總會留意那些跟自己寶貝年紀相仿的孩子。蔡傑一歲多時，我看到跟他差不多大的孩子已經學會說話，還不覺得如何，畢竟有些孩子語言發展較快；到了兩歲，看到別人的孩子已經可以和父母進行一些簡單的對話，我忍不住心生羨慕；到了三歲，那些孩子們都可以嘰嘰呱呱說上一大串話了，而蔡傑卻沉默依舊，這時我的心情難免受到影響。

有些人比較直，看蔡傑不會說話，竟當面質疑：「都那麼大了，怎麼還不會說話？」「怎麼會那麼『憨慢』（遲緩）？」就連我父母也常指責我和妻子：「你們到底有沒有在教囝仔？」

每次聽到這些話，我內心不禁一陣委屈。旁人不了解蔡傑的狀況，我也無法向他們一一解釋，「自閉症」是一種心智缺陷，不管我們怎麼費心教導，成效就是這麼緩慢。

對於蔡傑這樣特殊的孩子，就連要他認真叫我一聲「爸爸」，都不是件容易的事。蔡傑兩歲半開始做語言治療，歷經漫長的煎熬，在三歲時，終於可以發出一些聲音，不過，那都是不具任何意義的言語。

他雖然可以發出「爸爸」的音，可是他完全不知道「爸爸」的真正意義。問他「爸爸在哪裡？」「哪一個是爸爸？」他都不會去找，也不會用手勢比出來。儘管我們非常努力引導他，他的認知能力，似乎一直停留在嬰兒階段。對他而言，語言並不是溝通的工具，它不具任何功能性和意義，只是被強迫做的一件事情。

我讀遍我能找到的所有文獻，嘗試過無數方法來誘導他說話：用唱歌、用接句、用誇張的肢體動作、用增強物（注）、玩互動遊戲、用自然情境教學法、用結構化教學方式、用鷹架式語言學習法（注）、用圖卡、實物、CD、故事書……等，凡是自己可以想到的，或是有資料可參考的，每一樣我都努力試過。

但是，無論我們再怎麼積極，成效依舊不彰。教蔡傑說話，簡直就像教他學微積分一樣的困難。

在蔡傑三歲半之前，就算有辦法讓他發出聲音，那也只是鸚鵡般的「仿說」，並不具任何意義，而且次數少的可憐。

對蔡傑來說，說話真的是一件很痛苦的事情吧？每一次要他說話，反應總是哭哭啼啼，但急切的我，也總是想盡辦法強迫他繼續練習。

記得有一次，我教他說話，他開始哭鬧，不說就是不說，我心裡也拗了，心想：「好，沒關係，我就是不休息，看你能夠哭多久？」那天家裡只有我們，沒有阿公阿嬤或媽媽會來搭救安撫，結果，這小子竟然從早上九點開始，一直狠狠哭到下午一點，整整四個小時不中斷。而且，哭鬧的「品質」並不因時間流逝而遞減，從頭到尾都是撕心裂肺式的嚎啕大哭。

我原以為經過三年「洗禮」，我早就對蔡傑的哭鬧麻痺了，但是，這一次，我還是投降了，他哭到我的心都碎了。如果我沒投降，我想他真的會用他剩下的生命繼續哭到地老天荒。

那時他三歲多，有了這一次寶貴的經驗，我不再刻意逼迫他一定要說話了，這樣，只是兩敗俱傷而已。

夜深人靜時，我仔細檢討，過程痛苦的教學，怎麼可能會有良好的回饋呢？這個道理，對一般小孩尚且如此，更何況是狀況特殊的蔡傑。

後來，我改變教學策略，改用「快樂學習法」。我帶他去學運動、去玩耍，設法用遊戲來提高他「說話的動機」，每次教他說話一定要有「快樂的成分」在，再搭配前述那些教學法，才慢慢見到一點成效。

蔡傑第一次說出「有意義」的話，是在他三歲八個月的時候。

那一天，我故意將他喜歡的小汽車放在高處，他若想拿，就得自己開口要求，後來他急了，掙扎了一陣子，用不太清楚的發音，含糊說出「汽車」二字，我非常驚喜，立刻把汽車拿給他，為了讓他記得，我慢慢地對他說：「再一次。」然後把小汽車再放回高處，這次他的反應比上次快了點，之後我又反覆了幾次，他也都做到了。

對其他家長來說，三歲兒會說「汽車」有啥了不起？但對我來說，這是一個里程碑，蔡傑準備好了，終於可以說話了。

剛「學會說話」之際，蔡傑自發性、有意義的言語不多，也罕開金口；但慢慢地，他開始會自言自語，詞彙也增加許多。

只是，在四歲以前，他說的「話」幾乎沒人聽得懂。他的發音非常模糊，比如說

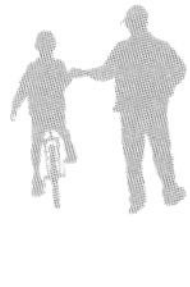

「媽媽」他都說成「哈哈」，「餅乾」說成「引憨」，而「姑姑」、「叔叔」、「豬豬」聽起來則都是同一個音。

阿嬤個性急，常因聽不懂蔡傑的話而失去耐性，就像對我小時候一樣，開始責罵蔡傑，這正是我最擔心的情況。我兒時就是因為口吃遭他人曲解而變得沉默寡言，為什麼不能記取教訓呢？我正色向母親提起我的童年創傷，請求她改變對待孫子的態度，她也接受了。

不過，阿嬤的反應我也不是不能理解，別說是其他人，就連跟蔡傑朝夕相處的我，都聽不太懂他說什麼。但我總會積極去尋找線索，努力猜測他的意思，深怕他好不容易才萌芽的聲音，因為無人理解，而又退化回去。

如果我猜對了，蔡傑會很高興；但如果猜不到，我就會引導他再說一次，並且鼓勵他，要他用手指頭指給我看，他想表達的是什麼。通常，十次裡我可以猜到五、六次，我猜不到的時候，他就會很沮喪，甚至很生氣。

有一次，蔡傑發了一個聽起來像是「ㄏˊㄚㄧㄝˋ」的音，我怎麼都猜不透，他又急又氣。之後每天不管在任何地方，他都重複著這句「ㄏˊㄚㄧㄝˋ」，同時還拉著我的手往別的地方跑，不然就用手指頭，指著某個方向，可是當我走過去，他又指著另一個方向……兜來兜去，總是不對。

他挫折得大哭起來，口中叨叨地唸著「ㄏㄚˋㄧㄝˋ」、「ㄏㄚˋㄧㄝˋ」，但我就是不懂，這也算是種「雞同鴨講」的困境吧。

為了參透他的「ㄏㄚˋㄧㄝˋ」，我甚至開車載著蔡傑在周遭瞎繞，整整繞了一個小時，但還是猜不中。到後來，我真的很怕他再說出「ㄏㄚˋㄧㄝˋ」這個像咒語一樣的詞彙，因為只要他一說出來，就會開始情緒失控。

這種事發生了十多次後，我努力回想，他究竟想要表達什麼？

苦思了一個月，有一天睡覺時，夢見我曾經帶他到嘉義長庚醫院旁邊公園玩耍的情境，醒來後，我腦中靈光一現，我曾經教他說過「長庚醫院旁邊的公園」這一句話……

蔡傑念茲在茲的「ㄏㄚˋㄧㄝˋ」，會不會是指「長庚醫院」呢？

因為他有嚴重的語言障礙，無法發出清楚的構音，所以才會把「長庚醫院」說成是「ㄏㄚˋㄧㄝˋ」。

解開謎底以後，那一天，我開始期待蔡傑再度說出這個困擾我們父子月餘的謎語。下午，當他又說了「ㄏㄚˋㄧㄝˋ」時，我立刻接話：「長庚醫院旁邊的公園嗎？」

他先是愣了一下，接著，臉上露出笑容……

賓果！我猜對了！

我趁勢要求他慢慢說出「長庚醫院」四個字，練習了幾次，他有些進步，雖然聽起來還是口齒不清的「蛤、黑、衣、業」，但至少是四個音，已經大有進步。

那天下午，我們父子歡歡喜喜地到長庚醫院旁邊的公園玩。這個下午，對我們父子來說，都彌足珍貴，靈犀相通的感覺真好！

類似的經驗不勝枚舉，我經常得搜盡枯腸，尋找一些自己快忘掉的線索，才有辦法「推理」出蔡傑的意思。

一次偶然機會，我發現他居然不會喝珍珠奶茶，他不知道怎麼吸起杯底的粉圓；甚至也不會吹肥皂泡。我這才了解，他沒有辦法像一般孩子一樣精準的運用自己的唇齒與舌頭，難怪他學發音會這麼辛苦，因為他很難做到正確的口型或調整唇齒舌的位置。

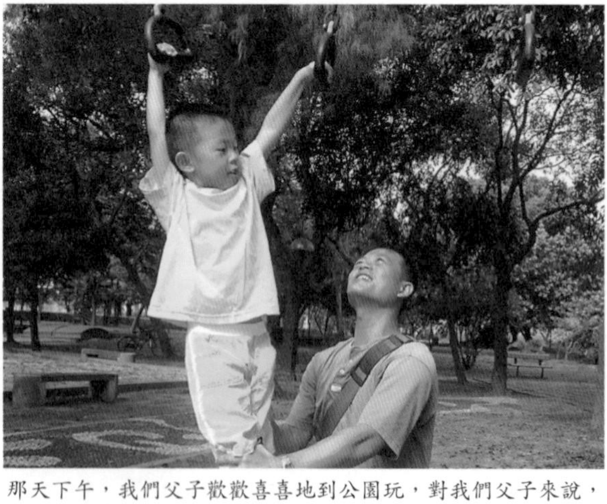

那天下午，我們父子歡歡喜喜地到公園玩，對我們父子來說，都彌足珍貴，靈犀相通的感覺真好！

我內心泛起不捨。孩子，爸爸知道你很努力，只是這對你來說，真的很難。每次吃飯前，我先用水或湯，讓他練習嘴唇閉合；買嗶嗶糖讓他學會嘴唇用力；陪他吹泡泡、吹蠟燭、吹口琴……讓他自然而然學會口腔的肌肉控制，雖然成效不快，但沒關係，孩子，我們一起慢慢努力。

本來，蔡傑只會講單詞，漸漸的，他已經可以完成一個簡短的句子。

一開始，只要他開口要求，我一定會立即實現他的請求以鼓勵他。例如，當他說：「我要吃冰淇淋。」我就會立刻去買冰淇淋；說：「我要溜冰。」我就會立刻幫他準備溜冰鞋，帶他去溜冰場；說：「我要看TVBS。」我就立刻轉到TVBS。

一段時間後，他已經充分了解說話可以帶來好處，開始一連串說出：「我要吃開心果」、「我要吃巧克力」、「我要喝奶茶」，雖然能讓他多說話是好事，但我開始無法應付他的需求了。另一方面，我也覺得時候到了，不能再這樣寵著他了，便誠實的告訴他：「家裡沒有開心果」，但是他不能接受，便開始哭鬧不休。

我想到一個解決方案。蔡傑向來很喜歡跟我們玩搔癢遊戲，於是，在他提出我無法配合的需求時，例如：「我要吃巧克力」，我就用俏皮的音調說出：「沒有巧克力了啦！」同時對他搔癢，逗他開心，轉移他的注意力，讓他進入一個新的遊戲狀態。

往後只要他再提出我做不到的要求時，我就會和他玩起這個遊戲，蔡傑很愛這個遊戲，簡直是樂此不疲。

演變到後來，即便我不再對他搔癢，只要我的語氣不一樣，他就能笑得很開心。這個小遊戲，不但可以化解彼此對峙的危機，也為他增加練習說話的機會，而且，這種快樂的互動，更讓我體會到「俯身甘為孺子牛」的人父喜悅。

如今的蔡傑，雖然無法像同齡孩子一般說話流利，但是，至少他「不怕」說話，因為，他知道，有人理解他的心，至少，深愛他的父親，永遠會與他靈犀相通。

注：增強物，與行為共同出現，會增加該行為發生頻率的任何事物。

注：自然情境、結構化與鷹架式語言教學法均是訓練自閉症兒童說話之教學方式。

蔡傑爸的快樂說話教室

唱歌：配合孩子熟悉的旋律重複句子，可以加深印象。

手指頭提示字數：對孩子比出有幾個字，讓他得到視覺提示，每說一個字，手指頭就跟著動，他就比較有信心開口。

誇張口型：當孩子說不出來時，用非常誇張的口型配合正要說出來的字（但不要發出聲音），讓孩子用「看」的方式學說話。

慢慢說：當我們在問孩子問題時，確定他答不出來，就要教他怎麼正確回答，一個字、一個字慢慢說，再要求他要覆誦。

小遊戲：大部分有用的知識，須靠自己發問才能得到，只依賴大人幫助強迫學習，效果有限，要設計小遊戲，教孩子運用「疑問句」，只要學會發問，就能得到獎勵。

練習法：蔡傑四歲半時，只能說出五到七個字的句子，太長呼吸就會不順，為了讓他習慣說出長一點的句子，便在句子前面加上孩子原本就很熟悉的「１２３」，讓五個字的句子瞬間變成八個字，例如「１２３我要回家了」、「１２３我要去公園」、「１２３我要睡覺了」，讓孩子練習說長句的運氣方式。

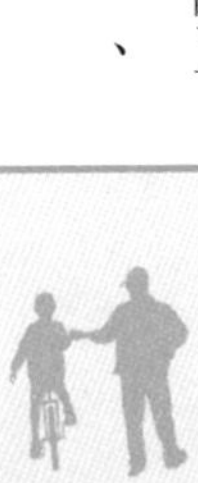

你的委屈，爸爸懂

處罰過後，事情非但無法解決，還會讓蔡傑更憤怒、更激動，從來沒有因為處罰而達到管教的效果，一次也沒有！

二〇〇七年四月十六日，美國維吉尼亞理工大學校園，發生了嚴重的槍擊事件，連同行兇後舉槍自盡的韓裔學生趙承熙在內，一共有三十三人死亡，是美國史上死亡人數最多的校園槍擊事件。這起槍擊案震驚了全世界。

在閱讀相關報導時，某些描述引起了我的注意：二十三歲的趙承熙出生於韓國，八歲時隨家人移居美國，從小孤僻內向，很少與人溝通，在同學的嘲笑和欺負下，性格變得愈加自我，性格缺陷加上長期被忽視，終於釀成無可挽救的悲劇……

這件事情發生後，他的奶奶訴說：「人家的小孩都會跟父母說話，可是，我從來沒看過這個孩子跟父母說話……」在學校，沒人懂他，就連老師都嘲笑他。

我不禁一陣悚然。在這些敘述背後，我讀到了深沉的無奈與悲傷。

我自己幼時曾因口語障礙被欺負過，所以深深了解那種「不被世界理解」的痛苦。我忍不住想，趙承熙固然是個偏激、極端的人，但如果在趙承熙的成長過程中，能夠得到足夠的理解與愛，也許，這個遺憾就不會發生了，那無辜的三十二個家庭，也就不會破碎了。

維吉尼亞槍擊案發生的那一年，蔡傑四歲，看著他稚氣的臉龐，我不禁心痛了起來。親愛的孩子，爸爸跟你保證，我會給你豐富的愛與理解，讓你長大後，也能擁有愛人與理解世界的能力。

小時候，我只要犯錯，父母親就會用藤條或是曬衣架伺候，當我哭得愈大聲，父母就愈生氣，我雖有口語障礙，但還是個乖覺的正常孩子，很快就學會忍耐，不要亂動亂哭，父母就不會繼續責打。

我想，很多人應該也是這樣長大的，大人總是會邊責罵（打）邊恐嚇：「不准哭，嘴巴閉起來！」這種打罵教育對一般孩子來說，絕不是好方法。一般孩子能預期大人的行為模式，並試圖收斂自己的行為，以減少被責罵的次數。但是，自閉兒不懂察言觀色，也無法理解大人教訓的言語內容，處罰他，絕對無效！

在蔡傑還聽不太懂語言的階段，我跟家人偶爾還是會忍不住責罵或處罰他，但處

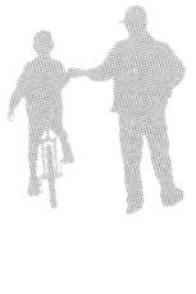

罰過後，事情非但無法解決，還會讓蔡傑更憤怒、更激動，從來沒有因為處罰而達到管教的效果，一次也沒有！

等他稍大一點，甚至不用等到我們發怒，只要生活中稍有小意外，他的情緒就會火山爆發。比如說，蔡傑吃飯喝水時，不小心打破餐具，碗破掉的一瞬間，他會立刻抓狂崩潰，開始大吼大叫，甚至出現類似自虐的行為。

憤怒的蔡傑，看起來真的很嚇人，因為過分激動，所以汗水直流、全身肌膚發紅起疹，憤恨的雙眼滿布血絲，有時甚至會翻白眼，雙手緊拉著大人不放，甩也甩不開，簡直像是在演恐怖片一樣。

在這種混亂瘋狂的情況下，還談什麼「管教」？只能趕緊替孩子收拾善後，安撫他失控的情緒。我這作爸爸的，也有滿腹委屈：明明就是兒子犯錯，卻是老子受到兒子的懲罰，這還有天理嗎？

在我最沮喪的時候，甚至萬念俱灰地想：不要說是孩子，就算是一隻小狗，也懂得看主人臉色、聽主人命令，你怎麼連一隻小狗都不如呢？

孩子啊孩子，為什麼你會這樣呢？

但自從發生了一件事以後，我總算能理解蔡傑極端反應背後的原因。

蔡傑三、四歲時，我教他發音、說話，教導過程中如果他眼神飄忽、心不在焉，我就會捏一下他的手掌，當然，力道絕不會太大，目的只是逼他回神注意我；平常，當我叫他的名字他沒反應時，我也會去輕捏他一下。

久而久之，他便慢慢被制約：只要聽到爸爸的聲音，就要做出反應，否則爸爸就會來捏我一下。

有一次，我拿著一本圖畫書，要蔡傑跟我一起唸出圖片的名稱。翻第一頁時，我看他安靜不作聲，心想他大概對這個主題沒興趣，很自然就翻到下一頁，沒想到他竟然開始哭起來，更詭異的是，他突然抓住我的手，示意要我捏他。

剛開始，我還搞不清楚他要做什麼，便不理他，只是要求他跟著我一起唸，但他哭鬧不休，還緊抓著我的大拇指及食指，朝向他的手掌按下去。

我明白了，他要我捏他。

我平和地對他說：「爸爸沒有要捏你，只要你跟著爸爸一起唸就好了。」但無論我跟他保證多少次，他就是不放手，堅持要我捏他，他用行為告訴我：「我不會唸！我唸不出來！我不好！我不好！你處罰我！你處罰我！」

在一旁的妻子看到這一幕，眼淚不聽使喚地掉下來，我也心痛極了，顫抖告訴他：「爸爸以後都不會捏你了，不唸就不唸，沒關係，爸爸以後不會捏你了……」說完便心慌意亂地甩開蔡傑的手，躲進廁所，不想讓妻子及孩子看到我脆弱的一面。

隔著門，我聽到妻子哽咽著安慰哭泣的孩子，而我也在裡頭淚流不止。天啊！我們過去到底對這個無法表達自己的孩子做了什麼？從那一次事件後，我對待孩子的方式更加小心，即使我已經火冒三丈，但我絕對不會體罰蔡傑。因為我的孩子就像是一臺影印機一樣，他會把我的怒氣、我對他做的所有負面行為，完全複製在他的腦海深處。

知道蔡傑的行為模式之後，我終於可以理解他過去情緒障礙的部分原因。

當他打破碗或打翻水時，他之所以立刻抓狂，並不是知道自己犯錯，而是他曾經因為這樣的事件，被家人大聲責罵或修理過；他不能理解大人管教的用意，但他記得被責罵的模式，當他做不到我們的要求時，他就會想起過去的經驗，就算大人沒有發飆，他也會馬上「複製」出相同的混亂場面。

他不是知道他錯了，而是覺得自己「應該」要受罰、「應該」要受苦。

這是多麼令人痛心的事情！

我曾聽一位自閉兒家長分享過他的經驗。有一次，他因為有事，稍微遲一點去學校接孩子，自閉症的孩子因為缺乏彈性，等不到爸媽來接他，便開始哭鬧，不了解自閉兒的老師安撫無效後，忍不住也被激怒，開始大聲斥責孩子，甚至粗魯地拉扯孩子，場面非常混亂。

隔天，放學時間一到，老師才說：「放學了！」這個孩子情緒就突然爆發了，此時已經不是家長有沒有準時來接他的問題了，而是他已經牢牢記住昨天那個負面的經驗，但老師卻依舊用嚴厲的方式鎮壓。

往後每一天，只要到放學時間，他就一定會抓狂，而且持續的時間愈來愈久。後來，老師改變方式，開始對他輕聲細語，不再加強他的負面聯想，這孩子才漸漸掙脫「放學魔咒」。

一般孩子在氣氛緊繃時，會懂得調控自己的言行以適應或改變情勢，但自閉症的孩子解讀事件脈絡的能力很弱，也不知如何變通，他接收到的，往往只是最粗淺的片段「情緒」，然後照單全收並全面「複製」。

即使之後發生的事件，跟他一點關

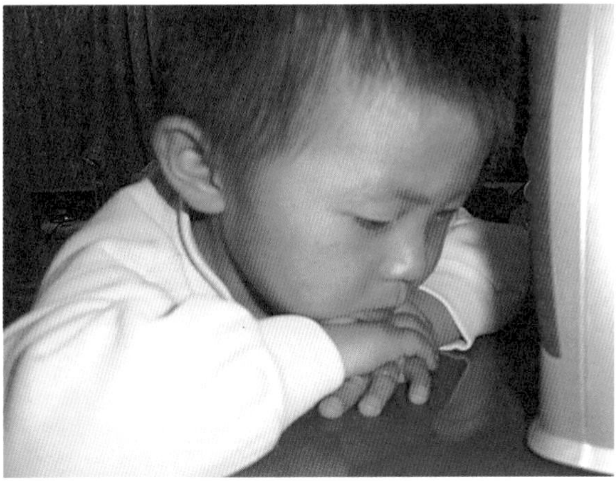

我能做的，就是耐心聽他說話——我要讓他知道，你的委屈，爸爸懂。

係都沒有，他還是會不由自主地「重現」當初衝突的場景，產生所謂的「情緒障礙」。

以前，我們不懂蔡傑，當他又開始「盧」的時候，我們家的氣氛也因此經常陷入低氣壓，大人們不只會對孩子動怒，也會彼此互相指責，弄得烏煙瘴氣、雞飛狗跳。蔡傑的「情緒障礙」，就是這樣一點一滴「學」來的。

自閉症的孩子，自我控制的能力本來就不好，經常會引起旁人側目，許多家長因為覺得「丟臉」，不是盡可能把孩子藏在家，就是用嚴厲的方式試圖嚇阻他的失控行為，但是，這樣的作法，只會造成惡性循環。

我也是普通人，蔡傑在公共場合抓狂時，我也會覺得顏面掃地，但是，我知道，孩子是身不由己的，他並不是故意要讓爸媽難堪。既然理解了這一點，就不會用「鎮壓」的手段來解決問題。

我試著放慢自己的腳步，當蔡傑情緒上來時，我不再隨著他的情緒起舞，而是用平和的態度來面對，安靜看著他，不打斷他的思緒。如果他要發洩，就先讓他發洩。我能做的，就是耐心聽他說話，雖然那些話語總是顛三倒四、亂七八糟，但我還是認真地聆聽——我要讓他知道，你的委屈，爸爸懂。

等他稍微平靜，需要我的回應時，我再慢慢教他放鬆。我自己先「表演」深呼吸的動作給他看，讓他試著模仿我，讓自己心平氣和。等他的氣消了之後，我才會慢慢跟他解釋剛剛發生了什麼事、是誰犯錯了、下次該怎麼做才對。

在日常生活中，我盡可能讓蔡傑感覺爸爸都是笑容可掬、快樂友善的。一段時間以後，蔡傑過去那些瘋狂反應的頻率明顯降低，到他五歲半時，嚴重的失控行為就極少出現。自閉兒的情緒障礙絕非治不好的絕症，只是需要父母與師長更多的理解與耐心。

常聽人說，孩子就像是一面鏡子，會投射大人的各種好壞行為，而自閉症的孩子更是一面極為忠實的鏡子。

親愛的蔡傑，爸爸會努力做個好榜樣，要在你心上留下溫柔與美好，而不是憤怒與憎恨，讓「愛」的能量，伴隨你一生。

他沒有中邪，他只是超級單純

這件事情，對我有極深遠的啟示，往後在陪伴孩子的成長過程之中，我學著放下自己的立場，試著揣摩其心境，就更能理解孩子行為背後的原因。

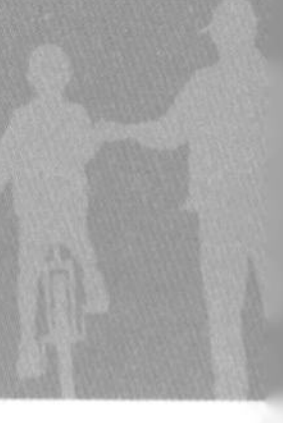

自閉症的小孩哭鬧、嘻笑都與一般小孩不同。以前人不懂，看到自閉兒出現奇怪的反應時，很多長輩自然就會認為，可能是被「魔神仔煞到」、「中邪」或「著猴」。

我們家蔡傑，一度也被這麼看待。

母親擔心我們夫婦是新手，不會帶孩子，所以在蔡傑九個月大以前，一直都跟阿嬤睡。蔡傑出生以來，睡眠狀況就一直很不穩定，經常夜半啼哭，驚動全家。我不忍母親被孩子擾得睡不好，想自己哄孩子睡，但母親很堅持，說孩子會認人，不肯讓我抱上樓，直到她體力實在無法負荷，才勉強同意換手。

我父母的作息原本就非常規律，且要求睡覺時保持安靜，但有了蔡傑以後，他們就很難一夜好眠。即便換手由我們夫婦來帶，每夜蔡傑哭得震天價響，還是經常把父母吵醒。

要讓蔡傑平靜下來，只有一個方法：就是抱著他慢慢在室內踱步，直到他在我肩上熟睡，才輕輕放回床上；可是，蔡傑是一個極度敏感的小孩，只要手一離開他的身體，讓他察覺，他就又開始哭得震天價響，屢試不爽。

無奈之下，只好又把他抱起來哄，直到他可以完全熟睡為止。每晚，孩子一定會驚醒二到四次，每次哭鬧都必須抱著他在房間不斷踱步搖哄，而且，在他睡著前，只能邊走邊搖，絕不能坐下來搖哄，因為蔡傑可以感受到其間的差異，只要大人一停止走路，他就開始哭鬧不休。

這種「磨娘」、「磨爹」的情況，並沒有隨著他長大而改善，反而愈來愈嚴重。每晚一定要起床幾次，抱著走幾個小時，等他睡著後，我才如履薄冰、小心翼翼地坐在椅子上，儘管是坐著，但身體還是得盡量模擬走路時的律動感哄慰著，免得被蔡傑「識破」，那可就前功盡棄，得重來一次。

有很長一段時間，我幾乎沒辦法在床上睡覺，只能抱著蔡傑，父子倆坐在椅子上相擁而眠到天明。我跟妻子當時白天都要工作，晚上還要這樣折騰，真的都快累癱了。

這種情況持續到蔡傑三歲以後，才逐漸改善。兩年多來，我與妻子幾乎沒有一夜安眠。原以為終於能夠一夜好眠時，沒想到，奇怪的事情卻發生了。

三歲後，蔡傑終於可以一覺到天亮，夜裡也比較不會啼哭，但取「哭鬧聲」而代之的卻是「詭異的笑聲」。

剛開始，我們都覺得很可愛，以為他在做什麼好夢。可是隨著次數增多，而且笑聲愈來愈激烈，甚至演變成「狂笑」這樣的行為。已經絲毫不讓人覺得可愛了，反而令人覺得毛骨悚然。

後來，不只在半夜，就連午睡，也會出現狂笑反應。他總是中午在床上躺好後，就開始一直狂笑，我跟妻子都不知道為什麼會這樣，只是覺得無法忍受。

這樣的行為到了深夜，變得更為恐怖。我們夫妻常在熟睡後，突然被孩子的笑聲給嚇醒，而且他的笑法非常沒有分寸，幾乎是用盡全身的力氣，不間斷地「咯咯咯」狂笑連續半小時甚至一小時。白天，就算他遇到什麼開心的事，也斷不至此，怎麼一到夜裡，就狂笑不止呢？莫非，真的是被「壞東西」煞到嗎？

我是個凡事講求科學實證的人，但這樣詭異的情況夜夜持續，實在很難不讓人往「中邪」的方向去聯想。

阿公阿嬤半夜被蔡傑笑聲吵醒，上樓來教訓我，有時甚至責罵蔡傑或甚至打他一下，但也都沒有用，蔡傑只會稍停一下，接著又開始繼續狂笑，總要等他自己笑累了，才安然睡去。

偶爾我會警告他、輕捏一下他的屁股，可是他還是咯咯笑個不停，有時被他半夜這樣一笑，我也睡不著了，乾脆起來陪他玩，或拿東西給他吃，結果意外發現，吃東西的時候可以讓他安靜一點，而且，通常他吃飽後，沒多久就會睡了。

雖然問題好像解決了，不過，我還是沒找出他究竟為了什麼原因而笑，未來，這種事還有沒有可能發生？

一年半以後，隨著我對自閉症的了解愈來愈多，加上長時間陪伴蔡傑，對孩子的認識也日深，終於可以為他這個怪異的行為，找到合理的解釋。

他不是中邪，也不是「著猴」或「煞到」，而是因為他十分、非常、極度的「單純」。

一般人，不管是大人或小孩，都不會為了單一的事件執著太久，比方說，聽到一個好笑的笑話，當下笑過以後，轉過身也就放下了，縱使日後偶然想起，也只會莞爾一笑，絕對不可能「黏」在上面。但自閉兒不同，他可能每天都會想到同一個笑話，就會出聲大笑，即便過了一星期，甚至一個月，只要憶起，還是會大笑不止。

一般人的心思是多元的、複雜的，日常生活中有太多事情要應付、要思考，不可能記住生活中所有的瑣事，過了就過了。

而自閉兒卻極其「單純」，往往會針對同一件事情，不管是他喜歡的、討厭的，都能記憶良久；而且，他們表達的方式，也是非常直接、絲毫不隱藏內心的喜怒哀樂。

我想起蔡傑小時候，我與妻子常陪他在床上玩遊戲，睡前也經常玩得很開心，這個「快樂的回憶」便深深印在他的心版上了，只要躺在床上，就很容易聯想到同樣的情境，於是便拿出來大笑一番，而臨睡時，自我控制的意識更加鬆懈，也就更沒有忌憚。

他在夜半狂笑的那段期間，我們總是覺得納悶，卻一直找不到原因，那是因為我們大人早已失去單純的心性，每天都有新的事情發生，誰會念茲在茲

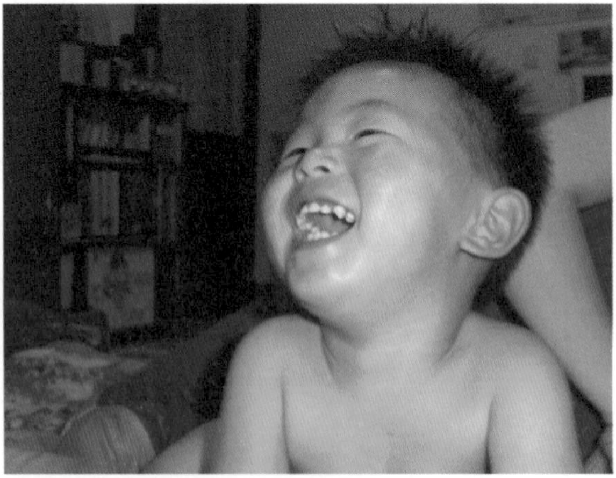

這孩子能夠如此單純地把快樂的事情，放在心裡咀嚼這麼久，也未嘗不是一件好事。

一件過去發生的事？而複雜的大人們，甚至還朝超自然的方向解釋，完全沒想到自閉兒的心性，竟是如此單純，單純到極致。

這件事情，對我有極深遠的啟示，提醒自己往後在陪伴孩子的成長過程之中，學著放下自己的立場，試著揣摩其心境，就更能理解孩子行為背後的原因。

從另一個角度想，這孩子能夠如此單純地把快樂的事情，放在心裡咀嚼這麼久，也未嘗不是一件好事。

好！我會努力跟他一起製造更多快樂的回憶，讓他能夠深深記在心中，甜蜜回味一輩子。

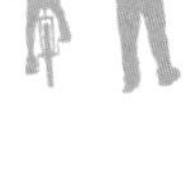

我們的「一千零一夜」

每天的說故事時間，總是充滿抗拒、對立與挫折。我坦承，有好幾次，內心真的陷入一種人生黑暗的無助感。

每個人都聽過阿拉伯「一千零一夜」的故事吧？

有一個殘暴善妒的國王，因為王后背叛自己，怒而殺之，但國王餘恨未消，竟每日娶一少女，隔天清晨便把新娘殺掉。有一個大臣的女兒為拯救無辜女子，自願嫁給國王，這個聰明的女子，每天晚上講故事給國王聽，每每講到最精彩處，天就剛好亮了，國王為了知道故事的後續發展，只好留她性命，就這樣，一個故事接著一個故事，講了一千零一夜，國王終於被感動，並與這個聰慧而又極有耐心的姑娘白首偕老。

我跟蔡傑，也有這麼一個「一千零一夜」的故事。

為了讓他得到更好的表達能力，從他六歲到九歲，我為他講了一千多個晚上的故事，多麼盼望，這涓涓滴滴的努力，能夠感動老天爺，換來一個美好的結局。

說話一直是蔡傑最弱的項目，為了加強他的認知與構音能力（咬字、發音），每天我都至少會花一到兩個小時來陪他練習說話，三年過去，他從完全不會說話，慢慢進步到可以簡單的對話。

比如說，放學回到家後，我會問他：「今天學校點心吃什麼？」一開始他聽不懂疑問句，答不出來，我會幫他回答：「麵包。」再要蔡傑跟著我覆誦個幾次。

後來才知道，他並不是真正理解問題的意義，只是鸚鵡學舌而已。因為在那之後連續好幾天問他：「今天學校點心吃什麼？」，他都像被制約一樣，全都回答我：「麵包。」但我送他上學時，就已經先打聽好今天點心的項目，知道不是麵包時，就再耐心教蔡傑講出正確的答案：三明治、蛋餅、豆漿……等。

慢慢地，蔡傑總算能理解問題的意義，不用我提示，也能回答出正確的答案。

你一定很難想像，光是這個簡單的對話訓練，就整整花了一年。

不只疑問句讓蔡傑一頭霧水，因為心智缺陷，自閉兒很難搞清楚「你」、「我」、「他」這三個不同人稱的正確立場，尤其我為了要引導他，經常得先幫他回答問題，以致於讓他更混淆。有時，當我說「我」的時候，他會以為是我是在講他，當我說「你」的時候，他會以為我在說我，愈說愈糊塗。

費唇舌用語言解釋，只會更糾纏不清，我的方法是：採用不同的「音量」和「語氣」，讓他明白之間的差異性。當我站在自己的立場問他時，就用正常的語調；而幫他回答問題時，則會加重語氣。

這部分，更是整整教了三年，才略見進展。

六歲之後，語言治療師要求我們開始教孩子讀故事書，目標是讓蔡傑能夠重述故事的內容，在班上講給大家聽。

普通六歲大的孩子，一個短故事聽上幾遍，應該就能覆述無礙；但是，蔡傑不是一般的孩子，他連「今天學校點心吃什麼？」這麼簡單的對話，都要教一年，講故事？這可真是樁浩大工程。

我可以預期這過程會有多艱辛，但為了孩子好，我也只好硬著頭皮「撩落去」了。

一般家長幫孩子講故事，只要悠閒舒服地靠在床邊，拿本故事書平鋪直敘地講就好了，最多只要搭配抑揚頓挫的聲調，就已經可以讓孩子聽得入神。可是，蔡傑的理解力有限，光這樣是沒有意義的，我必須配合照片、圖畫等各種道具，甚至還要搭配演出，唱作俱佳滿場飛，他才能多懂一點點。

比如說，故事唸到「姐姐結婚……」就必須停止下來，因為他不懂什麼叫「結婚」，這時候我就得去拿我和妻子結婚的婚紗照給他看，順便教他「新郎」、「新娘」的概念。

又例如，故事唸到「麥當勞的招牌上……」又卡住了，為了解釋「招牌」，我只好拿出紙來，用黃色彩色筆畫一個「M」，再將「M」框起來，我的手繪技巧還不錯，但他可能還是不懂，我只好舉其他例子說明，甚至乾脆帶他出門，去看我汽車的牌子，指著車牌告訴他，「像這個就是車子的『招牌』。」再拿出他學校的圍兜兜，上面有一塊名牌，寫著「六號」、「蔡傑」，我指著名牌，再跟他說：「這就是你在學校的『招牌』。」多舉出不同類型的例子，幫助他理解。

諸如此類的「卡住」例子，不勝枚舉。有實物對照的還好，有些抽象的概念，解釋起來更累人。

比如說：「奇奇說謊話……」什麼是「說謊話」？這對蔡傑來說實在太「玄」了。我曾看過一個三歲大的小女孩弄壞玩具，爸媽質問時，已經懂得把責任推給他人，說「是哥哥弄壞掉的」，但她心知肚明自己說了謊；但是，我們家蔡傑心思極其單純，他只會陳述他說得出來的事實，從來就沒說過謊話，怎麼教他理解「說謊」的概念呀？

我後來想到，我平時常跟他玩一種遊戲，他表現不好時，我就會發出「歐喔！」的聲音；表現很好的時候，我就會說：「YA！叮咚！」。於是，配合故事的劇情，碰到「奇奇說謊話」時，就加強語氣「歐喔！」讓他知道這是不好的事情；唸到「奇奇認錯了」，我就說：「YA！叮咚！」雖然不精準，但至少讓他稍微能夠理解一點。

一本以圖為主，薄薄的故事書，我自己閱讀，大概一分鐘就看完了，但要讓蔡傑

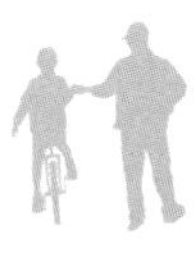

理解故事內容，至少需要十小時以上，每天都得花費一、兩個鐘頭，陪他一起看、解釋給他聽，再讓他自己唸出來。

一般小孩，若有爸媽每天陪伴說故事，應該會覺得快樂無比吧？但說故事這件事，一開始就幾乎變成我跟蔡傑的夢魘。

對蔡傑而言，一週學會講一個故事，談何容易？他很抗拒，經常一聽到要「跟爸爸一起唸故事」這句話，就哭成淚人兒。

這件任務，對我來說又何嘗容易？一路走來，在蔡傑的眾多學習項目中，最讓我痛苦的，就是「唸故事」這一項。

同樣一個故事，一遍又一遍，唸了幾十次、幾百次，誠如那句臺灣諺語所說的，真的是「有嘴說到無瀾」，卻絲毫不見成效。一週匆匆過去，到了語言治療師面前，他還是說不出一個字。

每天的說故事時間，總是充滿抗拒、對立與挫折。我坦承，有好幾次，內心真的陷入一種人生黑暗的無助感。

但是，我又不能在蔡傑面前表現出負面情緒，那只會阻礙他學習，他是個「影印機」般的孩子，會複製大人所有的負面情緒，在他面前，我必須耐著性子，強顏歡笑。

我只能在夜深人靜時，打開電腦，把我的委屈、無奈、傷心……一股腦兒全都傾洩在文字上，有時候根本已經無力到寫不出任何有邏輯的心聲，曾經有好幾次，我憤怒到在空白的文件上，瘋狂地寫滿了粗話。

很不理性嗎？但，我真的已經快到了臨界點，如果不這麼做，也許我會崩潰吧？

當然，這些負面的言詞，絕不會出現在我的部落格上。當我發洩完情緒，我還是會恢復冷靜，把那些壞字眼一個字、一個字地清除——就像是要清除我心中的惱恨與挫折感一樣。

日子，還是要繼續前進。

無論有多痛苦，只要蔡傑有任何機會可以進步，我就不會絕望。

我對自己信心喊話：沒關係，我們再努力。十次不行，我們就講一百次，一百次不行，我們就講一千次，總有一天，我們一定做得到的，對不對？

我不再刻意強求他一週學會講一個故事，我只願這些故事，能在他的語言學習之路上留下些許痕跡。

從蔡傑幼稚園大班到小二這段期間，我每天晚上不間斷地為蔡傑講故事。同一個故事，我每晚重複講五次，連續講一週，累積下來就是三十五次；隔週，我們換一個故事，再重新開始另一個三十五次的「輪迴」……

從幼稚園到小二，一天五次，一百五十六週，一千多個日子，我們一共講了五千四百多次的故事。

雖然，蔡傑仍舊無法流利說好一個故事，但我們父子這「一千零一夜」的努力，並非徒勞無功。

蔡傑的敘述能力增強了，比如說，他可以用正確的時間序列來述說他一整天的作息。睡覺前，他常會跟我說：「先睡覺」「然後起床」「等一下就上學了」「然後吃飯」「等一下刷牙」「等一下睡覺」「等一下溜滑梯」「等一下就下課了」「然後爸爸就來了」「等一下就去溜冰場」「等一下夜市就出來了」「等一下就天黑了」「然後接媽媽下班」「然後回家吃飯」「然後寫功課」……

雖然跟同齡學童相比，口語能力還是相差太多；但對蔡傑而言，已經是相當大的進步。

蔡傑將他的作息序列講完以後，最後，常會再多加一個問句：「然後要做什麼？」等待大人給他答案。其實，他心裡早就有一些偏好的答案，像是：「去溜冰場」「騎腳踏車」……等等他喜歡的事情，他只是期待聽我說出那個答案而已，他喜歡那種跟爸爸「心心相印」的感覺。

親愛的孩子，爸爸會一直陪你成長。「等一下」，你就會做得更好；「然後」，你就乖乖長大了，變成一個好孩子。

饒了孩子，也饒了自己

我的終極目標，不就是為了讓蔡傑幸福快樂嗎？腳步稍微放慢一點，會影響這個終極目標嗎？如果不會，我又何必對孩子苦苦相逼？

放下，並不是一件容易的功課，尤其對我這樣一個執拗的男人而言，更是不容易。

我從小就是個個性倔強的人，只要我想做的事，我一定不惜任何代價，盡我所能去做。這樣的性格是一把雙面刃，從好的一面來看，那是「執著」、「堅持」；但從不好的一面來看，就是「龜毛」、「完美主義」了。

我雖不會兇孩子，但我想我絕對是個嚴父，我對蔡傑求好心切，絕對不會因為孩子哭泣而心軟「放過」他，我認為「該做的」事情，一定要求他貫徹到底。

妻子因為下班後才有機會跟孩子相處，不太會去勉強孩子，孩子自然覺得跟媽媽在一起比較輕鬆。

就以「說故事」這件苦差事來說吧。妻子不在旁時，蔡傑心知肚明，他沒有別的選擇，必須跟爸爸唸完故事才能「脫身」，所以他通常會勉為其難，乖乖跟著我把程序走一次；但是只要妻子在旁邊，孩子就一定會賴皮哭泣，希望可以「逃過一劫」。

有一次，妻子休假在家，我想讓她多睡一點，便把孩子帶到一旁去練習數學、注音符號、球類遊戲，後來，我想跟他一起唸故事，他一聽到「唸故事」，情緒就上來了，立刻哭泣，想要引出媽媽來「救」他。

我連忙勸說：「媽媽太累了，讓媽媽休息，爸爸陪你唸。」

蔡傑卻不依不饒，語無倫次叨唸著：「跟爸爸唸，就哭了！」、「會哭哭、會不高興了！」、「不高興，就哭了……」

而且，音量愈來愈大，最後還是把妻子吵醒了，她起來陪蔡傑讀了一次故事，唸完以後，我過去問蔡傑：「是不是會唸了？」

他答：「是。」

我說：「那等一下再唸一次給爸爸聽，好不好？」

一聽到要唸故事給我聽，他情緒又上來了，哭哭啼啼，就連妻子在旁哄勸也無效，蔡傑依然不斷哭訴著：「會不高興了、會哭哭、會害怕……」

看到這一幕，我也五味雜陳。

唉，只是跟老爸唸個故事，就這麼難過與討厭嗎？

當父母，真的很不容易。對孩子有益的事，多少都有點「痛苦」，孩子總是不願意配合，但如果放任他，又怕錯失早療良機。

或許是男人的自尊心無法放下，也或許是在我內心深處，不願承認自己的孩子樣樣比人差。我不太能忍受孩子的進展一直原地踏步，所以，教導他的方式可以說是相當「積極」。

雖然，我不會對孩子咆哮或打罵，但我這種不能打任何折扣的「柔性堅持」，還是讓蔡傑叫苦連天。我幫他排出來的訓練項目，一定要貫徹到底，在還沒有「完成」前，誰來替孩子說情都沒用。

當全職爸爸的頭幾年，我經常不自覺做到走火入魔的地步，總是想：「再差一點點就會了」「再多做一點點」「再進步一點點」……

其實，我內心也明白，這「一點點」對蔡傑來說，是多麼大的負荷！雖然我常覺得蔡傑很可憐，但我總是無法死心，還是不斷用我「柔性的堅持」去逼迫他就範，「再一點點」、「再一點點」……

而我不放過的，又豈止是蔡傑而已？也包括我自己。

孩子痛苦，我又何嘗輕鬆？即使我已經快被挫折感滅頂，但我總是心有不甘，著魔似地一直教、一直教……

這種堅持，有好也有壞。好處是，孩子的進步比較明顯；而壞處，就是難免會造成我們父子關係的「傷痕」。在教養蔡傑學習以外，我還必須花很多時間重新經營親子間的感情，修補傷痕。

時間久了，我也不禁自問：我這樣做，真的是對的嗎？進步與親情，到底哪個重要？如果蔡傑的快速進步，必須賭上我們彼此的父子情分，這值得嗎？

有一天下午，我按照往例，陪孩子出門騎腳踏車。蔡傑不經意地回眸對我燦爛一笑，那個表情如此天真、快樂、動人，我心裡突然領悟：我必須先放慢腳步，才不會一心「黏」在蔡傑的進步幅度上，而能同理他的努力與難處。

在蔡傑剛開始可以敘述較多事情初期，每次要開口時，表情總是充滿緊張、心跳加速、全身顫抖，還會激動地走來走去。我看得出他想表達一些事情，但似乎是怕別人聽不懂，所以想自己先「練習」。

可憐的孩子，我懂這種感覺。

我的口吃讓我的成長過程吃了很多苦頭，因為怕別人聽不懂或誤會，小時候，我經常會先想好等一下要說什麼話，自己私底下先偷偷小聲的反覆練習，碰到一些特別容易造成我口吃的音，諸如尾音有「ㄚ、ㄢ、ㄧ、ㄨ、ㄜ、ㄛ……」之類的，我就會在心裡盤算有沒有可以替代的句子，免得我一開口就出糗。

我真的好想幫他，卻使不上力，只能好好擁抱他，想讓他明白：「孩子，爸爸懂你的心，爸爸知道你正在努力。」

往後，每當我發現他又開始焦慮，走來走去、自言自語時，我都會靠過去仔細聽，聽他到底是在說些什麼事情。有時聽懂了，就會插嘴進去，與他展開對話；有時太小聲了，聽不清楚，我就會問他：「你在說什麼？跟爸爸說，好不好？」

無論什麼話題，我都會試著跟他聊下去，每一次，他都會給我回應，可見得，他內心深處還是願意跟外界溝通的。

因為腦部缺陷，自閉兒常有無法與人眼神交會的毛病，即使我常訓練他要看著別人的眼睛，但他似乎還是會有壓迫感，視線會不斷飄走，焦距停在遠方。為了讓他更像正常人，每當他的眼神飄走時，我便會中止說話，以吸引他的目光再次回到我身上，我才繼續說下去。

聊天分享是每個人都喜歡的事，就算是自閉兒，也渴望表達與對話，只是因為一些障礙，讓他們無法跟常人一樣，所以自閉兒們常會被稱為「星星的孩子」，感覺他們好像活在另一個星球，無法跟地球人對話。

但是在我的眼裡，蔡傑的心，並不是座落在遙遠的星球上，他也想親近人，只是

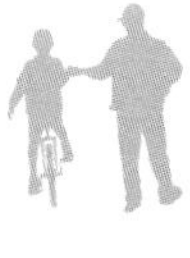

別人不懂他。

現階段，或許只有爸爸、媽媽等極少數人能夠理解他。但沒關係，我們不急，你會慢慢進步的。

生命不是非黑即白的是非題

在他心中，對與錯的觀念已經建立，只有一套畫法是正確的，其他都是錯的，於是，他變得不敢下筆，因為他害怕「畫錯」。

蔡傑的世界，沒有「灰色地帶」，只有壁壘分明的「黑」與「白」。

他心中似乎有一把尺，做任何事情都必須按照一定的規則，他要求「絕對」的正確，只要一點點小失誤，就會打亂他原本的節奏。對他來說，「錯了」就像世界末日，他不能接受「也可以」、「沒關係」、「差不多」……等模稜兩可的選項。

即使是在大人眼中微不足道的小事，也會一直在他心中重複打轉，以致無法做接下來要做的事情。

比如說，一群小朋友排好隊伍，已經在行進間，蔡傑卻會突然停下來不走了，導致後面的小朋友撞上來。理由可能只是因為他覺得走路的節奏「跑掉了」或踏出去的腳步「錯了」，因此必須停下來，重新回到剛剛腳步亂掉的那個地方，再走一次才行。一般人可能會覺得匪夷所思，只是走路的節奏稍微跑掉了，很嚴重嗎？是的，對蔡傑來說，很嚴重。

他吃飯很難專心，老是會中斷。因為他無法容忍飯粒掉出來，或是被湯汁滴到衣服。有很長一段時間，他寧可讓大人餵，也不要自己「執行」吃飯的動作，免得發生上述「嚴重的失誤」。

蔡傑從一歲起，我就開始讓他玩積木，但過了五歲，他還是不會玩。因為積木有各式各樣的拼法，但他不能接受這樣「有很多可能性」的事。在他的認知中，任何事一定要有標準才行，如果這樣拼是「對的」，那樣拼就一定是「錯的」。所以，他只能跟著指令來拼積木，沒辦法接受「隨便拼」的自由玩法。

他甚至不知道該怎麼「塗鴉」。在他心中，「對」與「錯」的觀念已經建立，只有一套畫法是「正確」的，其他都是「錯」的，於是，他變得不敢下筆，畫地自限，因為他害怕「畫錯」。

他有點像電腦，只有〇與一，輸入什麼指令，就處理什麼事，程式只要錯了，就無法執行動作。在教導像蔡傑這樣有學習障礙的小孩時，家長施予的教導，很有可能剛開始解決了某個問題，但到後來，卻演變成另一種困擾。

當初為了要教他寫注音符號，我在Ａ4大小的紙上畫好整齊的格子，蓋上ㄅㄆㄇ

ㄈ的印章，一張紙蓋滿九十八個注音符號，讓他可以用「描」的方式，練習把字寫整齊。一開始，當然是寫得亂七八糟；但經過一年的練習，他已經可以寫得很整齊漂亮。

我正感到安慰，沒想到，意料之外的「副作用」發生了。

學校出的功課並沒有蓋上印章讓他照描，而是一個個空白的格子，人又不是機器，當然不可能每個字都寫得一模一樣。

但已經被「制約」的蔡傑，不能忍受任何一丁點的「不完美」，只要不符合他所「習慣」的標準那樣漂亮，或是筆跡稍微超過框線，他就會擦掉重寫一次。有時候，光是寫某一個字，就要折騰十分鐘，多次反覆以後還是沒辦法寫「好」，他就會開始抓狂發飆，拿起筆整篇亂塗，甚至想跟這份作業「同歸於盡」，瘋狂怒吼並撕毀它。

因為，在他的世界裡，任何事物都是二分法，只有「好」和「不好」、「對」與「錯」、「是」與「不是」，絕對沒有「差不多」、「尚可」、「還可以」等其他標準。

我忍不住開始想像，若他這無法轉彎的個性不改，以後他碰上段考，一定是從第一題開始寫，中間絕不會跳答，萬一碰到第一題就不會寫了，那他肯定就「當機」在那裡，直到考試時間終了。就算老師提醒他「不會寫可先跳過」，他也一定無法接受，甚至開始掙扎、崩潰，把整間教室搞的一團混亂，影響到全班同學，那麼，學校可能就會討厭這個孩子，認為他是一個麻煩……

光是想像，我就一陣惴慄。

一個因為些許障礙就無法前進的人生，還有什麼希望呢？

我必須未雨綢繆，破除他這種非黑即白的傾向。

我設計了一個小遊戲，當他又陷入無謂的堅持時，我會告訴他：「舊的不要管了，新的就好了。」不過，他的認知能力有限，光用說的，他是聽不懂的，所以我必須在生活中，另外添加快樂的元素，讓他熟悉這一句：「舊的不要管了，新的就好了。」

我用他喜歡的巧克力當工具，在拿給他之前，故意「不小心」掉幾顆到地上，跟他強調：「舊的不要管了，丟垃圾筒，吃新的就好了。」再給他沒有髒掉的巧克力。

我希望藉由這個小遊戲，讓他漸漸「習慣失誤」，並理解到「失敗品可以放棄掉」的道理，就算是他最喜歡的巧克力，只要髒掉了，就是要丟掉。

我刻意用誇張滑稽的語氣強調「太～髒了」，以作為增強。後來他只要聽到「太～髒了」，就會高興的大笑，欣然同意把掉到地上的巧克力丟掉。然後，我便要求他重述：「舊的不要管了，吃新的就好了。」這句話。

練習很多次之後，當他吃飯又掉飯粒時，他不像以前那樣馬上就勃然大怒，而是會自己說出：「舊的不要管了，吃新的就好了。」

之後，當蔡傑寫作業時，遇到第一個字寫不好時，他也平和多了，開始會自嘲：

「太醜了！」或「太長（短）了！」然後大笑擦掉再寫一次。

可是，一個字擦掉超過三次時，他還是會生氣，這時候，我就會趕緊問他：「舊的怎麼樣？」他已經受過訓練，所以很自然就會說出：「舊的不要管了，寫新的就好了。」

不過，雖然他嘴巴是這麼說，可是心裡面還是掛念著那個寫不好的字，我觀察他又出現緊張、冒汗等掙扎的反應時，就會趕緊用手把這個字蓋住，暫時阻斷他的視覺，另一隻手則強制扶著他的手，引導他看下一個字，嘴裡則不斷強調：「沒關係，舊的不要管了，寫新的就好了。」

雖然這過程他可能還是會受不了，最後還是崩潰了，但至少我們父子試圖不要「卡住」，要繼續「前進」。整篇寫完以後，我會拿餅乾給他吃，安撫一下情緒，再滑稽地跟他說：「這個太～醜了，擦掉。」他才破涕為笑。

對於可能發生在蔡傑身上的各種「副作用」，我實在找不出什麼可以一勞永逸的方法，只能在障礙出現的時候，各個擊破。

我沒辦法對蔡傑開釋「山不轉路轉，路不轉人轉」這麼「深奧」的道理，但我可以利用他這種非黑即白的特質，借力使力來教導他：生命是有相對較佳選項的「選擇題」，而不是只有一個標準答案的「是非題」。

當我要求孩子做一些事情時，我會先替他說出「不好」的事，替他排除掉負面情緒，再補充一句「好」的事情，他或許就比較可以接受要求。

例如，他生病了要吃藥，吃藥是很痛苦的事。以前，總是要一個大人抓著，另一個強迫灌藥，他會用力掙扎，有時候大人沒抓好，藥水會噴得全身都是，吃個藥，弄得像場災難。現在，他長大了，聽懂一些簡單的語言，我便配合指導語「不要……，……就好了。」的關鍵句，先問他：「蔡傑，要吃藥了嗎？」當然，他一定會開始抗拒，我趕緊說：「不要自己吃。」（自己吃藥是不好的），他一聽到「不要自己吃」，便比較卸下心防，我再補充一句：「爸爸陪你吃就好了。」或是：「不要用大支的（餵藥器），自己喝就好了。」

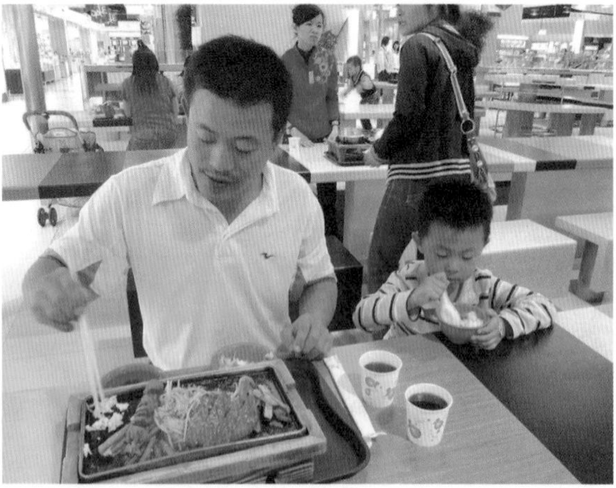

當他吃飯又掉飯粒時，他就不像以前那樣勃然大怒，而是會自己說出：「舊的不要管了，吃新的就好了。」

對心思單純的蔡傑來說，「不要……，……就好了。」這個關鍵句，製造出讓他有選擇的機會，第一句「不要……」，先幫他說出他內心的抗拒，然後接下來再給他「……就好了。」這個更好的選項，他就比較容易接受。

很奇妙，居然成功了，他從此吃藥就不再瘋狂掙扎了。

同樣的訣竅也可以應用在運動上。溜直排輪時，當他看見場地上有其他人出現，由於害怕、恐懼別人撞到他，所以他就僵住不敢動。這時我會說：「不要前進溜了。」先解除他緊繃的情緒，接下來，我會補充：「後退溜就好了。」他就會接受，開始溜了。如果無效，我會再繼續補充：「不要前進溜了，繞一圈就好了。」或是「不要前進溜了，溜斜坡道就好了」、「不要前進溜了，溜U型坡道就好了」、「不要從這邊溜了，從那邊溜就好了」……等，直到他選擇其中一項為止。

打球也是一樣：「不要玩乒乓球了，玩籃球就好了」、「不要玩小顆的，玩大顆的就好了」、「不要硬硬的球了，玩軟軟的球就好了」………

其實，這些只是說法的變化而已，結局都是要引導他「繼續前進」，不要停滯。

上面這些話，根本無法「騙過」正常的孩子，他們很容易就揭穿了這個話術「最後還不是要我動起來？」但蔡傑還搞不清楚事物的因果關係，他會覺得「那是有選擇的」，這樣就夠了，至少我達到目的，讓他學會「繼續前進」的生活觀。

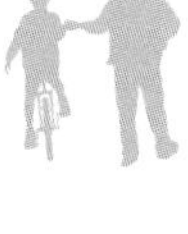

如果他長大後，漸漸聰明到可以破解我的話術時，那也很好，表示他的認知能力有進步；如果他又「卡住」了，那也沒關係，兵來將擋，水來土掩，老爸一定會想到另外的辦法的！

人生，只要向前看就好了！

蔡傑五歲時，有一次我幫他剪頭髮，他不知想到什麼，突然大笑出來，頭突然往上抬了一下，我反應不及，理髮器已經順勢推了上去，結果，後腦勺禿了一塊。

呃，我愣了幾秒鐘。轉念一想，蔡傑有個好處，就是對自己的美醜無感，一點也不會怕丟臉，應該……沒關係吧？

而且，這也不是第一次剪壞了。從蔡傑出生，我就幫他剪頭髮剪到這麼大。男生平均一個月要剪兩次頭髮，一年就要剪二十四次頭髮，五年下來已經剪了一百二十次，儘管我的經驗如此豐富，卻也不是每次都能順利成功，有時候他「盧」起來不配合時，剪頭髮要花一、兩個小時，孩子動來動去，這邊缺一角、那邊禿一塊的情況，倒也不是沒發生過。

不過，這一次的禿髮是稍微明顯了一點，為了那塊禿髮處修飾得比較「自然」一點，我只好把頭髮剪得更短，但蔡傑顯然不以為意，還是很高興一邊唱歌，一邊讓我剪。

完成後，蔡傑幾乎快變成一個小和尚。隔天，孩子放學後，我去接他下課，孩子

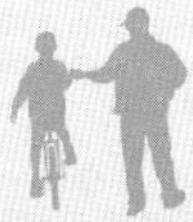

看起來毫不介意，倒是我，有一點耿耿於懷，怕孩子給人笑。出校門時碰到隔壁班老師，她熱心地和蔡傑交談：

「你昨天有剪頭髮啊？」

「有。」

「是誰幫你剪的？」

「爸爸。」

「你看老師頭髮也很長，帶老師去剪，好不好？」

「不要！」

「為什麼不要？」

「會……」表達能力有限的蔡傑，完全說不上原因。

老師發現他後面禿了一塊，問我：「怎麼會這樣？」我苦笑，比了手勢說明一下，老師很開朗地笑著說：「沒關係！我們都只有看前面，這樣很可愛！」

離開後，我的心情好了起來。

就像人生一樣，背後有一點損傷、瑕疵，那都不算什麼，我們只要看前面就好了，不是嗎？

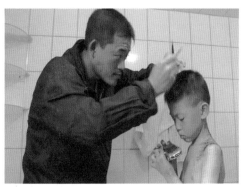

就像人生一樣，我們只要看前面就好了，不是嗎？

不再輕易離開你

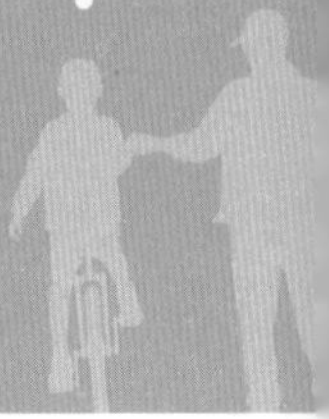

我愛他。而且，我知道，他也愛我。儘管他的愛，跟正常人的表達方式不太一樣，但我知道，他愛我。

《馬拉松小子》是一部根據真人真事改編的韓國電影，講述一位自閉症兒尹楚原的成長歷程。

因為我自己有一個自閉症的孩子，觀看此片時，特別有感觸。

影片以母子互動的困境開場。媽媽牽著小楚原回家，中途遇到道路施工，但楚原卻完全無法變通，大哭大鬧，無論如何非走這條路不可。

我們家蔡傑也是這樣。我每次載孩子到醫院做治療，都走一樣的路線，有一次某條道路正在施工無法通行，必須繞路而行，車子還在高速行駛中，孩子卻突然在車上抓狂了，面對這樣的突發狀況，我只能緊緊抓住他，安撫他的情緒，防止他衝下車。

醫院有兩個停車場，一個是露天的，另一個則在地下室，我習慣把車停在露天停車場，有一次停滿了，找不到位子，不得已我只好停到地下室，同樣的，孩子又莫名奇妙抓狂了，這次他直接衝下車，一直大吼大叫，還四處亂竄，讓人為之傻眼。

對其他觀影者來說，《馬拉松小子》的那些描述，只是「電影劇情」，但是對我來說，卻是經常都會上演的真實情境。

片中，楚原與媽媽的日常生活，充滿情緒撕裂，無論是吃飯、教語言，都困難重重，就算媽媽把楚原拉到滂沱大雨之中，聲嘶力竭地逼他說話：「雨！這就是雨！跟媽媽說下雨了！」他卻仍無動於衷。

有一次，媽媽帶楚原去動物園，他一直想掙脫媽媽的手，心力交瘁的母親，絕望地放開楚原的手，讓他走失在人潮擁擠的動物園中。

但骨肉至親，母親終究捨不下楚原，在日暮的雨中瘋狂尋找，最後，在斑馬欄旁找到了蹲在地上，呆滯地玩著水窪的楚原。媽媽摟緊了楚原哭著說：「我們永遠在一起，除非我們死了！」

看到這一幕，我心都碎了。

這樣的事情，也曾在我跟蔡傑之間發生過。

蔡傑五歲半的某一個夏日上午，趁著等候妻子的空檔，我開車帶他到附近的公園玩，天氣相當炎熱，公園裡只有蔡傑和我兩個人。

我擔心蔡傑會被太陽曬傷，就叫他到有樹蔭的桌子下，拿出作業紙給他寫九九乘法，但他只寫了幾個字，就開始摔筆生氣。這時候，一陣風來，作業紙被吹走了，我對他說：「那就不要寫了。」

丟下這一句話後，我就離開現場，頭也不回地上了車。我很希望孩子可以學會「察言觀色」，於是，這一刻起，我再也沒有開口說任何一句話了，我希望他可以從一些非語言（爸爸拂袖而去）的訊息中，解讀出「爸爸生氣了」，而主動來跟爸爸妥協。

我以為他會跟過來，但是，五分鐘過去了，他沒有過來。

我忍不住去偷看一下，蔡傑到底是在做什麼，為什麼不來找爸爸呢？

他什麼事也沒做，只是坐在椅子上發呆，我的火氣忍不住上來，心想：「為什麼爸爸要離開了，你卻沒有感覺？」

我故意發動引擎，移動到離原本停車處稍微遠一點的地方，心想，爸爸真的要走了，這下你總應該著急了吧？結果，他聽到引擎聲，站起來看了一下，但竟然又坐了回去。

我在車上等了十分鐘，他還是沒過來，我開始覺得很難過。連一歲小娃，只要父母離開自己的視線，就會開始慌張焦慮，哭著找爸媽，蔡傑啊，蔡傑，你怎麼連「哭著找爸媽」這件事都不會呢？你心裡可有爸爸？

我又把車子開到離他很近的地方，想再給他一次機會，希望他能主動過來找我，他也注意到了，站起來張望了幾次，不過，他仍舊沒有過來。

他的漠然反應，讓我心如刀割：「為什麼你不過來找爸爸？爸爸對你而言，那麼不重要嗎？你真的不在乎爸爸嗎？」那一刻，我甚至有一種怨懟：「這孩子怎麼如此冷血無情？」

好吧，既然你不要爸爸，那爸爸乾脆離開好了！我真的發動汽車，慢慢駛離停車場。心中暗暗期盼蔡傑會因此感到緊張、惶恐，趕緊大叫一聲：「爸爸！」並且跑過來追我。

我的期待落空了，他只是站起來看一下，又坐了下去。

我已經分不清自己是憤怒還是傷心，但我還是不死心。我在公園外買了一杯飲料，五分鐘後，我開車繞行到蔡傑位置不遠處，期待他已經跑出來公園外面找我了。

結果，蔡傑還是像一尊雕像一樣，坐在原來的地方。我朝他走過去，他看到我帶著他最愛喝的飲料，微微露出一點點開心的表情，我走到離他還有幾公尺的距離便停步，與他面對面，就算不為爸爸，你也該為這杯飲料走過來吧？

可是，蔡傑還是不動。

我心中吶喊：「我是你爸爸，走過來找我就那麼困難嗎？」

我把飲料擱在離他不遠處，驅車離開了，十五分鐘後才折返。在我離開他的那十五分鐘，有一剎那，我甚至心灰意冷地想：每天朝夕相處，你卻仍把爸爸當陌生人，就算你被別人抱走，我也不管了！

但是，這只是一時怒令智昏，我的心始終懸在他身上。回到公園以後，我小心翼翼地偷偷觀察他，結果，他還是木頭人般地坐在那張椅子上，我買的那杯飲料，竟然原封不動。

我趨前拿起飲料，刻意用力搖晃，發出冰塊碰撞的聲音，他轉頭看了幾眼，但整整遲疑了三分鐘，才終於起身走了過來。

此時，我突然想測試一下：到底是飲料重要？還是爸爸重要？

我把飲料放在原地，起身走回車上，想知道他會跟著我走，還是走過去拿飲料。經過一上午的折騰，我心裡其實已經完全失去自信了，我猜他應該是會選擇飲料吧？

結果，蔡傑在我和飲料之間站了半分鐘，做出的決定，讓我大感詫異。

他沒有選爸爸，也沒有選飲料，他退回到原來的椅子坐下。

天啊！這孩子是怎麼了？

我走回擱置飲料的地方，拿起飲料用力搖，想吸引他再走過來一次，可是，冰塊已經全部融化，搖不出聲音了。於是我故意說：「飲料快喝完囉。」我以為他聽到這一句話，會立刻衝過來，但是他的行為，卻再度讓我大吃一驚。

他沒立刻過來，而是突然撿起剛剛被他摔在地上的鉛筆，以及那張飛走的作業紙，坐回椅子，然後……開始寫起了九九乘法……

他一直記得「要聽爸爸的話」、「爸爸要我寫作業」。

我看到這一幕也傻了，淚水奪眶而出。傻孩子，你就趕快過來喝嘛！還管什麼九九乘法？你為什麼要這麼呆、這麼聽話、這麼使命必達呢？

他摔筆，是因為他的意願「不想」寫，但他那可憐僵固的小腦袋裡，早就認定「應該服從」爸爸下的第一個指令，無論發生了什麼事，他都「應該」寫完九九乘法。

過了幾分鐘，他的九九乘法終於寫好了，這才慢慢地走過來，拿給我檢查，我心痛到了極點，但是我還是必須忍住情緒，配合著幫他檢查完這張九九乘法，他才安心地開始喝那杯冰塊早已融化的飲料。

我的內心，其實有種深刻的憂懼：我怕我的親生兒子，對我沒有依戀。

「九九乘法事件」過了八個月後，我們又到了公園，我故意躲在一個我看得到他、他卻看不到我的位置，起初幾分鐘，蔡傑還是一如往常地發呆，後來，他總算察覺「爸爸不見了」，開始東張西望。

我緊張地站在原地不動，希望他可以找到我。

十分鐘過去了，我多麼期盼他可以哭出來，就像那些找不到媽媽的小娃娃一樣，想要趕緊回到深愛的母親身邊，只要他這麼做，那我一定會衝過去緊緊抱住他！

不過，他並沒有這樣做，他始終面無表情，偶爾發呆一下，偶爾走一下。我靜靜地觀察他，心中好擔心，他會不會不找了呢？二十分鐘過去，他終於找到我了，我激動萬分。

一般的孩子十分依戀父母，只要學會走路，就會主動找爸媽吧？我整整多等了五年，終於等到蔡傑找爸爸的一天，我怎麼能不激動？

對蔡傑來說，我已經不是陌生人了，我是他想要尋找、依賴的「爸爸」！

在《馬拉松小子》一片中，對斑馬情有獨鍾的主角楚原長大後，有一次在地鐵上忍不住摸了一個女子的斑馬背包，被她男友痛毆，母親趕來保護孩子。之後，母子倆坐在椅子上，楚原對媽媽叨唸著：「妳把楚原丟了、妳把楚原丟了。」「在動物園裡，妳把楚原丟了。」

那已經是十幾年前的事情了，原來，那個面無表情在玩水窪的男孩，並非真的無感，他一直深深記得，那個母親鬆手的午後……

看到這一段，我心中忍不住湧現一股對蔡傑的歉疚，對不起！爸爸曾經這樣對待你……

為什麼我當初要這麼走火入魔呢？為什麼我竟真的放下他呢？如果在那情緒風暴的十五分鐘，他真的被別人抱走，我該怎麼辦？

跟蔡傑相處久以後，我慢慢了解，自閉兒的表達方式相當奇特，但，那不代表他們冷漠無情。我慢慢摸索出跟他的相處之道，努力去理解他不能表達出來的「弦外之音」。

如今，我們已經不需要在大庭廣眾下表演「失而復得」的親情倫理悲劇，我也不必像過去一樣，單相思似地，不斷猜測自己在孩子心目中的分量。

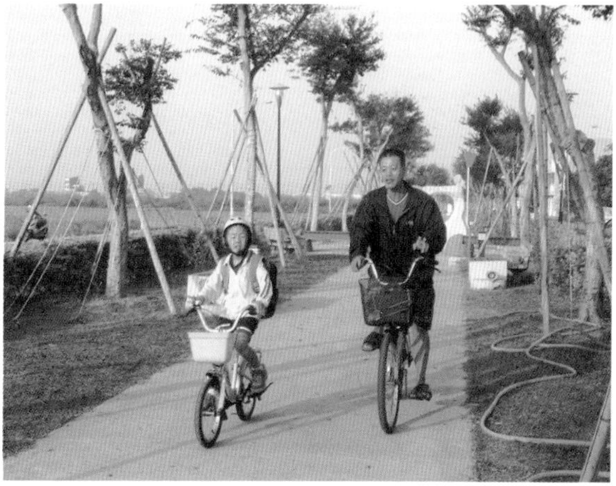

「你」騎太快也好、「我」騎太快也罷，沒關係，只要調整一下，「我們」就能肩並肩，心連心。

我愛他。而且，我知道，他也愛我。儘管他的愛，跟正常人的表達方式不太一樣，但我知道，他愛我。

我們父子經常一起出門騎腳踏車，通常都是他騎前，我在後。當他忘記要調控自己的速度配合我，我就會停住，等他意識到「欸？爸爸呢？」就會往回騎，過來找我，他找到我第一句話從不是說：「找到爸爸了。」而是說：「你騎太快了。」（他的語法比較混亂，其實他想說的是：「我騎太快了。」）

然後，我們父子相視一笑，一起騎回家。

「你」騎太快也好，「我」騎太快也罷，沒關係，只要調整一下，「我們」就能肩並肩，心連心。

數出孩子的「成功經驗」

蔡傑對於「數數」這件事，是感到安心的，那意味著：痛苦是有盡頭的，在數數結束後，他就成功超越了那件討厭的事。

要勉強一般孩子去做他們不喜歡做的事情，都得花一些力氣了，更何況是要自閉兒去面對他們討厭的事？

蔡傑非常討厭洗頭髮跟剪指甲，每次都會發狂抗拒，為了讓他克服這兩件事，著實讓我是煞費苦心。

在當全職爸爸這幾年，我常去上自閉兒相關的研習課程，許多講師都建議利用「社會故事」來教學。什麼是「社會故事」？簡單說，有點像是看圖說故事，因為要對自閉兒用語言來解釋，結果經常是對牛彈琴，雞同鴨講，孩子有聽沒有懂，所以必須用圖象輔助，增加孩子的理解。

雖然有點麻煩，但經我多年的實驗結果，效果還不錯，所以我經常這樣做。

舉例說明：為了教導孩子吃飯前養成洗手的習慣，我會簡單的畫一張圖，貼在牆壁，每天指著圖片跟他解釋。

1. 吃飯不洗手↓手會髒髒↓吃了肚子會痛痛（會生病）↓要去醫院↓打針。

2. 飯前洗手↓乖乖拿肥皂洗手↓手很乾淨↓不用去醫院打針↓很開心、笑瞇瞇。

蔡傑對於到醫院打針這件事，是極其恐懼厭惡的，這是他的「要害」，反應強度最大，為了避免這個「最痛苦」的結果，他就會乖乖選擇忍耐去做「次要痛苦」的事情，如剪指甲、洗頭髮。

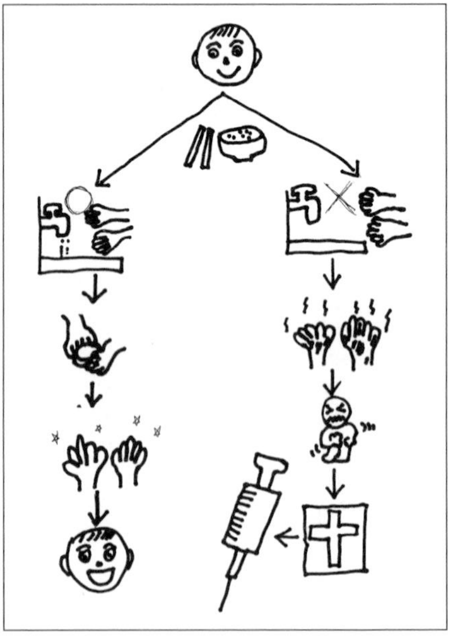

為了教導孩子養成洗手的習慣，我會畫一張圖，每天指著圖片跟他解釋。

當然，除了用「社會故事」跟他講道理，我也會利用獎勵（例如出門騎腳踏車，玩汽車、喝飲料……）做為誘因，每次只要他達到目標，就算是邊哭邊完成，最後都還是能得到獎勵，久而久之，讓他漸漸學會忍耐，不再那麼抗拒「討厭的事」了。

或許會有讀者好奇，當蔡傑真的生病了，必須到醫院打針，那又該怎麼辦？難道還能找出比打針更具刺激強度的事情嗎？

的確，不是所有棘手問題都能用「社會故事」解決，所以，在訓練過程中，我們必須慢慢培養孩子的「彈性」。不要把話說死、不要什麼事情都有「標準答案」，避免讓自閉兒有陷入「非黑即白」的思維，才能逐漸將自閉兒拉出讓一般人難以忍受的「超完美主義」狀態。

我的其中一種方法是：數數。

很多家長也會用「數數」來控制孩子行為，先威脅孩子：「我數到多少，你就要……」之後便開始數：「一、二、三……」我以前也是這樣，但現在我盡量不做這種事情，因為這樣只會讓自閉兒感到焦慮，而且會讓孩子把事情跟負面感受做錯誤連結。

我的「數數」，不是為孩子訂出一個「壓迫的期限」，而是透過數數，訂出一個

「忍受的目標」，拉長孩子對討厭事物的彈性。

例如：蔡傑害怕剪指甲，我會跟孩子說：「每一隻手指頭，剪三下。」然後我剪第一下，就開始數「一」，剪第二下，就數「二」，因為孩子有個目標，他就會比較安心，願意配合；訓練到後來，有時候，我會故意剪兩下就罷工了，反而他自己會很急，手指頭趕快伸過來，要求我快剪第三下。

我通常會故意拖延時間，目的是要逼他多說話，因為這可是自閉兒非常難得的「主動行為」，把握時機，就可以多刺激孩子說出更多語言。

再以洗頭髮為例，水從上面沖下來，我會跟孩子說：「數到五秒，一——二——三——四——五——」數完以後，就真的終止那一件讓他討厭的事，他熬過來，就是一次的「成功經驗」。

我依照孩子的忍受程度，決定這「五秒」有多長，孩子一開始對水深惡痛絕，最初訓練的五秒，實際上大概只有一到二秒；隨著練習次數增加，後來的五秒可能實際上已經過了十秒，孩子單純，不會意識到爸爸讀秒長度怎麼這麼久，不知不覺中，對討厭事物的彈性跟忍受度就增加了。

有時孩子因故哭鬧不止，我也會用這一招，先跟孩子說：「嘴巴閉起來，爸爸數到三十秒。」一開始他當然做不到，只要抓狂起來，什麼都聽不進去，但後來便慢慢可以了，因為我無論處於何種處境，都「表演」心平氣和的態度給他看，看幾百次、幾千次以後，我就不相信他學不起來，這就是身教、言教的影響力，即使再怎麼嚴重的自閉兒，都可以被感化。

訓練到後來，他聽到我這樣的指令，也都會聽話了，真的會把嘴巴閉起來，聽著我慢慢數：「一、二、三、四、五、六、七……廿八、廿九、三十。」我可能會故意數的很慢很慢，所以這三十秒，實際時間可能已經過了幾分鐘了。

一旦蔡傑學會「忍耐」的功課，心情就能冷靜緩和下來，不會「黏在」先前激烈亢奮的情緒裡一直吵鬧下去，如此一來，後續問題就會比較好解決了。

因為日常生活中經常這樣訓練，蔡傑對於數數這件事，是感到安心的，那意味著：痛苦是有盡頭的，在數數結束後，他就成功超越那件討厭的事。

後來，就算他真的遇上打針這麼恐怖的事情時，也能透過數數熬過去。

我對孩子說：「眼睛、嘴巴閉起來，爸爸數到二十秒。」蔡傑就會依照我的指示去做，為了配合護士的動作，我可能會數得非常慢「一……二……三……四……五……」即使針頭刺下去的那一剎那，孩子也沒有出現過激的反應，沒有尖叫、沒有哭嚎、沒有無影腳、鐵砂掌、手來腳去，多麼令人欣慰！我的「數數催眠」成功了！

當然，我必須承認，這並不是第一次就能成功，但至少在蔡傑六歲以後，就能順利克服他最恐懼害怕的打針了。

自閉兒因為要接受早療，成長過程比一般孩子還要辛苦很多。動不動就要被指揮、被訓練、被要求。學不會就再來一次，還學不會，再來一次……沒完沒了，永無止境。

這些孩子的生活中，每天總是堆積著無數挫折，自然會比一般孩子更有抗拒的心。試想，每當您說一句話、做一件事，就被糾正一次，而且還要求您不斷重複練習，日子久了，您痛不痛苦？會不會抗拒？

但話說回來，自閉兒若不這樣反覆練習，根本就學不起來。多年來，我一直在摸索兩全其美之道，拿捏教養的力度與分寸，我發覺協助孩子創造「成功經驗」真的很重要，讓孩子慢慢明白，無論多討厭的事，都是可以克服的。

自閉兒不比一般的孩子，要領悟這個道理，得經過漫長的過程，但是，他們終究學得會的。

孩子，我要你相信，所有的苦難或考驗，都是有「終點」的，不用怕，一定走得過去的。

蔡傑爸的一封信

親愛的老師：

您大概很難將蔡傑現在可愛的模樣，跟我書中所敘述魔鬼般的模樣聯想在一起吧？

一般孩子哭鬧時，總有個極限，都會自動停止。但您相信嗎？蔡傑不高興的時候，可以連哭四個小時，都不會停止。

之前的治療師就曾領教過。蔡傑三歲多時，有一次，只是因為我把車停在他不熟悉的地方，蔡傑就無法接受，一路哭鬧，從地下停車場一路哭到語言治療室。三十分鐘過去了，還是哭鬧不止，甚至在地上打滾，根本無法上課。

長期以來，我一直記錄如何和蔡傑相處，從而不斷修正我的教育方式。我教育他，他也在教育我。

不過，到目前為止，蔡傑面對所有碰過的老師，仍然沒有「主動性」的行為，還是需仰賴指導者來下指令。

我能感覺到他比較喜歡現在這所新學校，以前上學時，他總是拖拖拉拉，

現在則是變得很積極。不過，他進教室，東西放好後，就只會坐在自己的座位，安靜等待老師的指示，無法像一般孩子一樣跑來跑去，去拿玩具玩，或是找老師、同學聊天。

校園生活上還沒出現太大的困難，小朋友都很喜歡他。他的障礙，同時也是他的優點，因為蔡傑不會攻擊、捉弄別人，也不會計較、臭屁、炫耀、打架、吵架或嘲笑別人，小朋友都會主動去找他玩，學校老師們也會特別照顧他。我覺得蔡傑很幸運，能讀到這樣的班級。

蔡傑會有主動性的行為，都必須要有強烈的「動機」，才會發生。

例如：

他想玩遙控汽車，可是沒電了，他就會說：「沒有電了」，然後找我協助。

他想要上廁所，會主動說「我要嗯嗯」。

他身體有異狀，會主動說「牙齒痛痛的」、「肚子痛痛的」、「腳腳痛痛的」。

他看到有興趣的東西，如鐵門，圍籬，斑馬線，也會主動說「那邊的鐵門等一下就關起來了」、「長庚醫院的圍籬打開了」、「斑馬線壞掉了，等一下就蓋起來（修復）了」……。

其實他對人也有興趣，只不過都是放馬後炮，都是等人家離開後，才會講「叔叔不見了」、「小朋友回家吃飯了」、「妹妹不見了」……

祈求老師的協助，能誘發他更多「主動性」的行為。

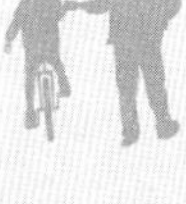

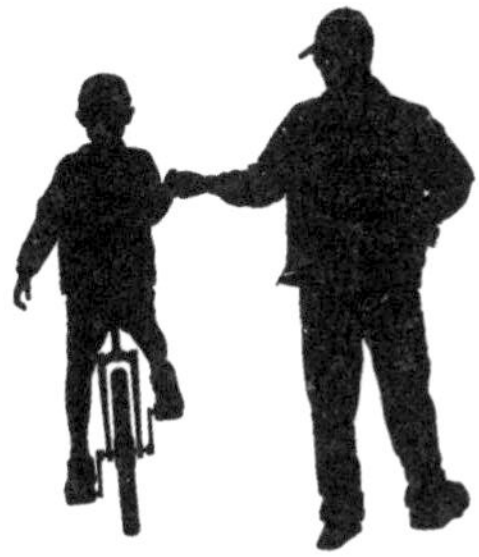

第三篇

孩子，我們一起向前行

若不了解孩子練習的痛苦，
就說孩子不夠努力，這樣對孩子是不公平的……
再難教的孩子，只要肯下功夫慢慢調教，一定會有所進步的，
所以，爲人父母者，千萬不要輕易放棄你的小孩。

你眼中有我

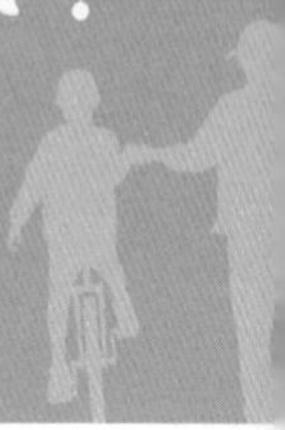

在他那可愛討喜的外表下，彷彿有一個被囚禁的靈魂，縱使親近如我，也不能窺其全貌。

凝視，不管是看著人，或者是看著鏡頭，對於絕大部分的人來說，是不必教的「本能」，就像呼吸一樣簡單。

但是，這對自閉兒來說，卻是很難的一件事。

蔡傑就是這樣。跟他說話，他並不會看著你，他的眼神焦點，總是落在不知名的遠方，彷彿心思不知飄散到哪兒去了。

有好長一段時間，不管你如何吸引他的注意，他連看都不看你一眼。我是做爸爸的，了解孩子的狀況，但其他人並不明白，若長此以往，將來蔡傑在面對他未來的人生時，勢必會遭受到許多不必要的誤解。

不要說是外人了，即使我已經當爸爸很多年了，但我仍覺得自己像個新手爸爸一樣，必須不斷摸索、學習。

在他那可愛討喜的外表下，彷彿有一個被囚禁的靈魂，縱使親近如我，也不能窺其全貌。

如果親近如我，都無法和孩子溝通，那麼當他進入到學校的團體生活時，他和同學、師長間的互動又會如何呢？這樣的他，能從中學習到什麼嗎？如果他和師生的互動形同陌路，我又憑什麼要求老師多關心、教導我的孩子？

我必須趁著孩子還在自己羽翼下的時候，先讓他學會「與人眼神交會」的功課。

在蔡傑的早療過程中，我之所以決定自己跳下來教，是因為我深信，真正有效的治療，不能只侷限在課堂，或花錢請別人來教，然後等著驗收成果，而是應該徹底融入孩子每天的生活，讓他自然而然被潛移默化。

而且，有效的「治療」不能只是理論派，更不能只是枯燥乏味的例行課程，這樣一定不能長久。我在為蔡傑設計各種治療活動時，設定了三大條件：

第一，一定要「好玩」，而且還要「耐玩」，不易喪失興趣。

第二，這活動必須要有助於刺激大腦。

第三，這個活動亟需孩子高度的專注力，不能隨便分心。

只要孩子專注力能夠提升，視線就不會空洞亂飄，久而久之，與人互動的狀況，

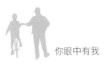

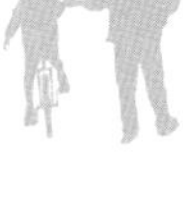

以及學習品質自然也會改善。

符合以上要件的活動就是——運動！

不過，也並非所有運動都適合蔡傑，我嘗試過慢跑或跳繩之類的運動，可是他常常跑一下、跳一下，就停止了，無法延續，即使是運動中，我也感受不到他有多大的反應；而需要團隊合作技巧的球類競賽，我也努力過，可是效果不彰，在團體遊戲中，蔡傑始終像個木頭人，沒有反應。

嘗試各項運動後，我發現需要保持「平衡」的運動是比較適合蔡傑的，例如：直排輪、滑板、腳踏車、獨輪車，這類運動的特點是，只要一分心，馬上就會受傷，正因為這樣的特性，孩子才會設法讓自己維持著極高的專注力。游泳也是相同道理，如果不積極動起來，那麼就是會嗆到、甚至沉下去，我希望藉由這些不得不專注、有連續性的運動訓練，可以將孩子的本能反應刺激出來，這樣他對世界才會有感覺，才有辦法學習各項事物。

我積極讓孩子學習各項運動的理由還有一點，那就是人際關係。

蔡傑小的時候，我常帶他去附近的公園玩。其他的孩子，縱使互不認識，也很快就能玩在一起，去溜滑梯、盪鞦韆，可是，蔡傑根本完全不想搭理任何人，就算有孩子靠近他，他也視若無睹，把他們當「空氣」，更不要說跟他們一起玩那些遊樂設施了！他只喜歡自顧自地走到水溝旁，撿拾地上的小石子，把石子一顆顆丟進水溝格柵裡。

在那些孩子心目中，我家蔡傑大概是一個不折不扣的怪咖吧？

做父母的，總是擔心特別多，這樣下去，他長大一定會有人際困擾，萬一他就這樣孤獨終老一生，不是太可憐了嗎？

回憶自己童年的成長過程，由於講話結結巴巴，我在團體生活中遭遇許多挫敗，為了可以交到朋友，我學習的態度總是比人家積極、努力，我相信只要人家看到你某方面能力強，自然就會

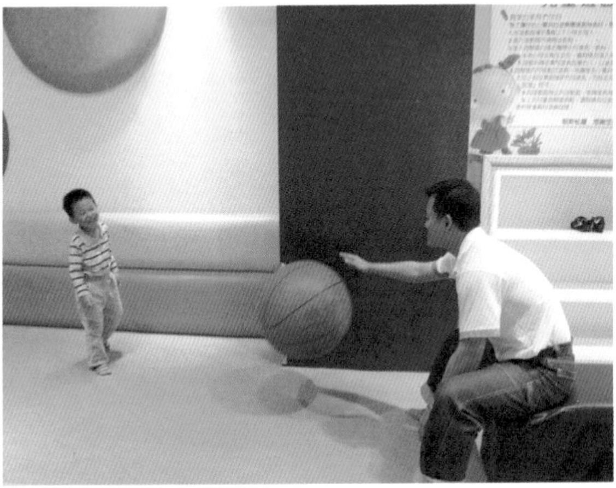

當我們父子對話談心時，他眼裡總算有了我這個老爸，這真是太美好的一件事了！

主動靠近你，和你做朋友。

尤其，男孩子又是一種很妙的生物，他們的「社交」，不見得需要很多言語，很多男生對體能有種莫名的崇拜，只要你體能夠好，跑步跑得快、單槓拉得帥、球類打得好，就容易獲得同儕關注。

因此，我在求學階段，積極自我鍛鍊體能。男孩子喜歡比腕力，我是左撇子，左手腕力可是「比」遍班上無敵手，從沒輸過，因而奠定我的「地位」；此外，我也很喜歡打球，常常擔任班上的體育股長，即使我的口語表達能力不佳，也不是那種會主動呼朋引伴的人，我身邊還是不乏想要跟我「同一國」的朋友。

我常想，幸好我有運動這個強項，不然在有口難言、備受誤解，還慘遭冷落的情況下，人格恐怕會相當扭曲。

雖然我不擅言詞，但只要我願意聽別人說話，又能夠跟大家一起活動，朋友還是會自然增加。朋友，是生命中珍貴的資產，我也希望蔡傑能夠擁有許多喜歡他、願意跟他在一起的同伴，這也是我要他學運動的重要原因。

就像普天之下的父母一樣，我也很「貪心」，恨不能將世界上所有美好的特質都送給自己的孩子，除了希望透過運動，改善蔡傑的專注力與學習品質，幫助他獲得友誼，也盼望能從中培養蔡傑的抗壓性，提升他的自信心。

我為蔡傑安排的這些運動，都是有「難度」的。一開始，一定會經歷許多困難。我認為，孩子不能像溫室裡的花朵，經不起風吹雨打，就算是自閉兒，也不能把他保護得密不透風。讓他去學習一些具有挑戰性的活動，體會挫折與失敗所帶來的歷練與茁壯，這是必須的。

跟我預期的一樣，不管學什麼運動，一開始都「非常不順遂」，讓我們父子都很痛苦。不過，就像是學說話、學寫字一樣，山窮水盡疑無路，柳暗花明又一村，再怎麼痛苦，我們都熬過來了。

從拉鋸、對峙、抗拒，到慢慢漸入佳境，如今的蔡傑，已經是個小小體育健將，他比我更熱愛運動，更能享受運動帶給他的快樂。

每當他瀟灑地騎著獨輪車，靈活悠遊於窄窄的牆垣時，總能引起路人一陣驚嘆，讓我心裡好驕傲，誰說我的孩子一無是處？你瞧，他不是挺行的嗎？

而且，或許是因為運動帶來的「前庭刺激」（注），在蔡傑學會在大斜坡溜直排輪以後，語言能力有很大的進步，開始能大量說話，讓我又驚又喜。

哦，對了，他終於也學會「凝視」了。

以前，蔡傑最討厭拍照，根本不願意（或沒辦法）看鏡頭，但現在，他不僅可以

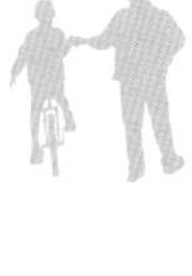

克服眼睛對焦的問題，而且漸漸喜歡上拍照，甚至可以在鏡頭前擺出最帥氣的模樣！

當我們父子對話談心時，他眼裡總算有了我這個老爸，這真是太美好的一件事了！

※注：前庭是內耳的平衡器官。前庭系統職司身體平衡，更負責身體和腦部的多處聯繫，同時接收從肌肉、視覺和聽力等接受器傳來的神經訊息。

遇水則哭的男孩

如果我們不幫助孩子克服恐懼，那他永遠也不會進步，難道要讓他一路怕水怕到大，一把年紀還視洗澡為畏途嗎？

蔡傑曾經是一個遇水則哭的孩子。

他有很嚴重的「觸覺敏感」問題，即使是一滴水，也能引起他滔天情緒。打從他出生以來，每天洗澡就像是一場戰爭，從來沒有一天可以乖乖配合。

我查閱了許多教養書籍，內容提到，如果孩子討厭洗澡、洗頭，不妨帶孩子去玩水、游泳，等他喜歡玩水後，就不會害怕洗澡和洗頭了。

所以，等到蔡傑學會走路，大約是一歲半左右，我就帶他去游泳池，展開「不怕水」特別訓練。

記得第一次帶他進游泳池，是二〇〇四年六月七日。特訓一天，宛如一場災難。

蔡傑光是看到水，就哭得聲嘶力竭，更不要提「自願」下水了。

他的反應，我一點也不意外。這跟他在家裡洗澡的狀況如出一轍，還沒開始洗，只是聽到浴室水聲，就崩潰了。不要說是洗澡，就是日常生活中不小心被滴到一滴水，他也會當場發狂，更何況是突然看到這一大片「汪洋」？當然更不能接受！

但既然都來了，豈能無功而返。我抱著他，嘴上不斷柔聲安慰鼓勵，再慢慢下到水裡。但，無論我動作、言語如何緩和，他還是驚恐萬分，從頭到尾都大聲哭鬧，直到離開游泳池才停止。

你以為只要多來幾天，情況就會好轉嗎？錯！

第二次、第三次……之後的情況，不但未見改善，反而愈發惡劣。他已經知道這裡是個「恐怖的地方」了，要他下水，簡直就像要他的命一樣！

當時，我還不知道孩子是自閉症，只是納悶，為什麼別人的小孩都可以開開心心玩水，而我的孩子卻怕水怕成這副德行？

有時，妻子與阿嬤會跟我一起來，當阿嬤目睹孫子在游泳池裡淒厲哭嚎的慘狀時，非常不悅地下令：「以後不要再帶孩子到游泳池了！」

不只阿嬤，阿公也持反對意見，經常叨念著：「游泳池的水很髒，會有細菌、傳染病，要游泳你自己去就好了，不許帶孩子去！」

但，我的想法卻跟雙親不同。一個身體健康的孩子，免疫系統應該可以抵禦泳池的細菌。如果我們不幫助孩子克服恐懼，那他永遠也不會進步，難道要讓他一路怕水怕到大，一把年紀還視洗澡為畏途嗎？

為了孩子學游泳的事，我跟父母時有齟齬，經常吵得不可開交。為了避免無謂的爭端，我後來乾脆刻意隱瞞父母，偷偷摸摸帶孩子去游泳，免得大家又傷和氣。

其實，帶蔡傑到游泳池，可一點也不輕鬆。

他怕水怕到了極點，每一次都哭得驚天動地、引人側目，不但引起救生員關切，也經常挨周遭泳客白眼。

很多阿伯阿嬸不明就理，還以為我在虐待小孩。含蓄一點的，臉色不豫，指指點點；不含蓄的，則怒目相向，直接開罵：「是安怎讓囝仔嚎甲這呢慘？你安怎做老爸的？」（為什麼讓孩子哭的那麼慘？你是怎麼當老爸的？）「囝仔驚水，你擱帶來游泳？」（小孩怕水，你還帶來游泳？）「你安呢甘不是在苦毒囝仔？」（你這樣不是在虐待小孩嗎？）

我是自尊心強的人，被人當眾責問，我豈會不難堪？但我也不願意如此啊！不來，我的壓力還比較小，可為了孩子好，我只好裝聾作啞，把這些委屈都往肚裡吞。

隨著帶蔡傑進游泳池的次數增多，孩子可能也終於「覺悟」，不管他怎麼哭怎麼鬧，我就是吃了秤鉈鐵了心，漸漸的，他變得比較收斂，對於接觸水池也比較習慣，哭鬧的次數才慢慢減少。

不過，在這個階段，他只是勉強可以接受「安靜待在水裡」的感覺，如果稍微移動，或是旁邊有孩子戲水潑到他（一開始我們是在兒童池），他就會故態復萌。但我們是來學游泳，不是來泡澡的，怎麼可能一直在水裡泡著不動？而且，游泳池是公共場所，也不能為了你一人，就掃別的孩子的興呀。

剛開始，我都小心翼翼，只敢慢慢移動，讓他適應水，同時我還得眼觀四面、耳聽八方，遇到小朋友潑水玩耍，就必須幫孩子擋水，擋到了，就沒事，沒擋到，他又是一陣尖叫嘶吼，弄得大家都很尷尬。

為了把對他人的干擾降到最低，我只好盡可能挑冷門的時段帶小孩來。經過一段時間，他進步到只要水花不要濺到他的臉，就不會尖叫了，雖然距離「學會游泳」還有相當遙遠的路，但至少泳池不再像個地獄了。

蔡傑三歲前，都在兒童池活動，腳可以踩到地，比較有安全感。

可是，在兒童池，蔡傑大部分的時間都只是在泡水「放空」，而且很容易就被周圍戲水的小兒激怒，弄得氣氛劍拔弩張，所以三歲後，我便開始帶他到大人游的深水池。

因為身高不夠，踩不到底，所以他都像無尾熊一樣，緊緊黏在我的身上，我則用

「走路」的方式在水中徐徐前進，讓他習慣全身被水包圍的感覺。

這樣有個好處，因為踩不到底，他必須完全依賴我，學習聚精會神，甚至學習看著我的眼睛。

當然，事情絕對不可能一開始就進行順利。

深水池比兒童池更「恐怖」，他經常還是會拒絕配合，有時候我都已經下水了，正準備要抱他下來，他卻臨陣退縮逃跑給我追，我被迫只好在眾目睽睽下，在泳池邊上演官兵抓強盜的戲碼，父子倆少不了又是一陣激烈拉扯，非常丟臉。

此時，我已經知道蔡傑是個有自閉症的特殊小孩，正因如此，我更要堅

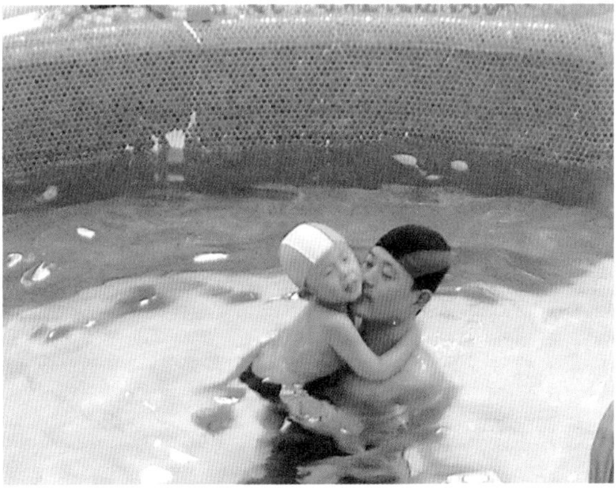

因為身高不夠，踩不到底，他像無尾熊一樣，緊緊黏在我的身上。

持下去，絕不能讓他心存僥倖，否則我們之前的努力就前功盡棄了，所以每一次，我都會堅持把他「抓」回來。

當然，他如果真的哭鬧不止，也無法進行教學，還是得先上岸穩定他的情緒，但我絕對不會就此打道回府，之後還是要下水。如果他依然故我，那我們就再上岸、再下水……，一直反覆進行，慢慢延長他在水裡的時間。

等到他習慣深水池一段時間後，我便要求他僅能抱著我的脖子，雙腳必須離開我的身體，完全放鬆不必用力，只要隨著我腳步後退，體驗雙腳在水中漂浮的感覺。訓練一段時間後，他也習慣了，甚至開始有點喜歡「浮起來」的感覺。

對於水的忍受度，也由排斥轉變成接受了，在家裡洗澡時，只要不用洗頭，他也開始不會哭鬧了。

啊，我終於能夠稍稍鬆一口氣了。

不過，前面的路還很長呢，我們得繼續加油！

學著放手

孩子，在你脆弱的時候，爸爸會扶持你，然後有一天，當你羽翼漸豐，就是我放手的時候了，你會很強壯，就算沒有我的幫助，你也可以飛得很高、很遠。

二〇〇七年八月一日，蔡傑四歲半，他在深水游泳池緩緩漂浮游動了一公尺。

這是他立下的新里程碑。

雖說「男兒有淚不輕彈」，但在那一刻，我還是忍不住激動落淚。

距離第一次帶他到這裡來學游泳，已經悠悠過了三年時光，這三年，有太多不足為外人道的酸甜苦辣……

終於，我的孩子，他成功了。

為了這一公尺的距離，我們父子都吃了不少苦頭，光是為了讓蔡傑不再怕水，就花了快兩年的時間。

可接下來，才是新的挑戰開始。

三歲八個月時，蔡傑開始上學前特教班，特教班每星期三都有一次水療課，地點就是我們「特訓」的游泳池。

雖然蔡傑對場地很熟悉，但面對一群陌生人（二位特教老師與六位同學），他又開始惶惶不安，每次上水療課，他又變得跟當初一樣哭鬧抗拒。

整整有半年，蔡傑每次上水療課都一定會哭鬧，毫無例外。為了讓他適應跟其他人相處，我總是刻意狠下心不靠近他，之後再利用一點時間，陪他在深水池訓練。

而這半年，我也開始要求他放開我的脖子，改抓我的雙手，同時，也開始讓他學用游泳圈。

一般小孩學游泳，多半循序漸進從漂浮、打水、換氣開始學，之後便進階到學蛙式、自由式等技巧。但這一套無法應用在蔡傑身上，我對他的要求很低，只要他的腳能浮起來，不管他用任何姿勢，再怎麼奇怪、難看都無妨，可以前進就好了，姿勢標準與否，一點也不重要。

因為蔡傑無法理解太多口語指令，我只能用指的，要求他游到那裡，有明確的目標，他才會有方向；此外，還必須在他旁邊不斷大喊，用聲量震懾他，他才會繼續動作，不然他就會「當機」，不動了。

我想，我們父子可能是游泳池最吵鬧的一組泳客吧？

整個學游泳的過程，是一門學習「放手」的功課。

我一步一步拉開跟他的距離，從緊緊環抱到只能抱住脖子、從抱住脖子到只能牽著雙手、從牽著雙手到只能牽單手……最後，讓他學會完全不需要我的輔助，自己游。

這個過程，說起來簡單，做起來卻很不容易。

我只要一放開他，他就會陷入緊張，又趕緊像無尾熊般把我抱住，哭鬧抗拒。所以，一開始練習單手時，每次我甩開他其中一隻手以後，在他快失控的前一秒，我會趕緊抓起他另一隻手，讓他有安全感，知道爸爸還是會在「關鍵時刻」來「救」他的。

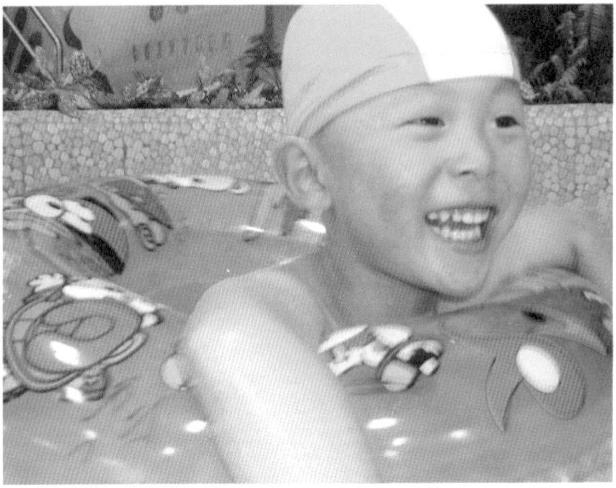

隨著練習的次數增多，他開始體會游泳的樂趣。他高興的時候，會興奮亂喊……

隨著練習的次數增多，他漸漸習慣了，即使我只牽著他一隻手，他也可以游了，而且，他開始體會游泳的樂趣。他高興的時候，會興奮亂喊著：「我要看民視愛！」、「我要拿鑰匙！」旁人可能覺得莫名其妙，但我知道蔡傑在這個階段，對話語意義理解相當有限，他這些語言只是自我刺激，「翻譯」出來的意思就是：「我現在很高興、很快樂！」

我甚至也陪他自我刺激，父子一起傻呼呼講著這些亂七八糟的的語言，回應他：「沒有民視愛了！」、「沒有鑰匙了！」讓他情緒更高昂，我就趁機換手，讓他學會和我不斷交叉換手，也不會沉下去的技巧。

這一招真的非常好用，蔡傑興奮起來，就會得意忘「怕」，忘記他自己還在游泳。幾次以後，孩子的身體已經領悟到該怎麼動，才能自己就浮起來的要領。

看到他已經十分適應以後，於是，我決定可以「放手」了。把他拉到靠近池邊約一公尺左右的地方，試試看他可不可以自己一個人游到岸邊。

第一次，「當然」失敗了，而且，馬上「退化」回無尾熊的階段，前面的訓練成果，簡直像是不存在一樣。自閉兒對於不好的事情，記憶總是特別好，不管相隔多久，他都會記住，而且拒絕再嘗試，我們只好「重新開始」，一關一關再突破。

這過程就像是在打一個很令人氣餒的電玩遊戲，每每到了最後快「破關」的那一剎那，又功虧一簣退回第一關。

一次、二次、三次、四次……我已經數不清到底失敗過幾次了。在這個過程中，無論蔡傑怎麼對我拳打腳踢，旁人又是如何耳語甚至非議，我從來沒有對孩子發怒過，但我的態度始終很堅定，我要讓他知道：在這裡，我是老大，你必須聽我的，不管怎麼樣，我們都要練習下去。因為爸爸不會放棄你，永遠都不會！

為了化解他的抗拒，我想到了一個新方法，除了繼續利用他的自我刺激，讓他興奮起來、樂而忘「怕」以外，我還幫泳池分隔線取了個名字叫「蝴蝶結積木」。

蔡傑很喜歡玩妻子頭髮上的蝴蝶結髮飾，也很喜歡積木，聽到「蝴蝶結積木」，他「心防」便放下一半，趁他高興的時候，我就指著「蝴蝶結積木」，要他游過去。

終於有一天，他終於克服心理障礙，在腳完全踩不到底的游泳池，他可以不需要我的牽引，獨自一個人游一公尺，游到「蝴蝶結積木」……

他會游了、他真的會游了！

那一刻，我的心情再也無法平靜，眼淚不爭氣地掉了下來。

三年來，我們面對一次又一次的失敗，以及別人的冷嘲熱諷，有些時候，我都忍不住自我懷疑，我們這麼拚命，到底有沒有意義？

我們總算苦盡甘來，熬過去了。

之後又經過兩個月，他已經可以獨立在成人池裡面來回游一趟了。

他開始愛上了這個活動，不時會主動要求：「我要去游泳。」

你能想像嗎？這個曾經連洗澡都討厭害怕的孩子，現在竟然會主動說自己想要去游泳！

在當地的游泳池，我還沒看過有哪一個只有一百多公分的小孩，敢在成人游泳池裡面游泳，蔡傑應該是第一個。

那些以前對我們指指點點的人，發現他學會自己一個人在成人池游，都刮目相看，紛紛改口說：「小孩學東西比較快。」「這個小孩好厲害。」

快嗎？整整三年，歷經無數次痛苦的失敗，一點也不「快」；但他們至少說對了一點——這個小孩真的好厲害。

至於當初跟我相持不下的阿公、阿嬤，看到我為蔡傑拍的游泳紀錄片以後，也不禁深深感動，覺得「蔡傑很厲害」，再也不會反對我帶他去游泳了。

所有的挫折感，從此煙消雲散，取而代之的，是滿滿的驕傲與成就感。我在心中吶喊：「嘿！兒子，大家都不看好我們，但我們做到了耶！」

學游泳，不但讓蔡傑成功克服了觸覺敏感以及對水的恐懼，更提升了我們父子的親密感。

自閉兒的初期症狀中，最讓父母情何以堪的就是「親密感」。

「父母」在自閉兒眼裡，跟尋常「物品」無異，沒有互動、沒有分享。爸爸、媽媽對他們來說，好像沒有什麼特別意義。

我跟蔡傑，也曾經歷過這個階段，孩子不明白「爸爸」是什麼，把我當「空氣」，還有什麼比這更讓人心痛的？

在游泳池裡，孩子的雙腳完全觸不到底，在可能會滅頂的恐懼下，他必須緊緊抱住我，與我肌膚親近，完全信任我、依賴我，在這段時間裡，我終於從孩子的眼神中，感覺到我是爸爸——是他全心依戀的守護者。

學游泳的三年雖然痛苦，但我們親子間的感情，也在不知不覺中慢慢加溫。這份得來不易的親密感，我無比珍惜。

我也深知，教導蔡傑的責任，除我這個父親以外，沒有任何人可以替代。

孩子聽不懂一般人說的話，加上有情緒障礙，把他丟給教練或老師去教，是絕對行不通的；妻子雖然會游泳，但是她的體力經不起這種消耗，而且，她的心理素質較脆弱，恐怕無法應付周圍的閒言閒語，阿公阿嬤就更不用說了。

能夠協助蔡傑克服這個障礙的，只有我了。

我是他的唯一，他也是我的唯一。

在他終於能夠放開我的手，獨立游向前時，我心裡的感覺真的筆墨難以形容。

所謂親子一場，不就是如此嗎？

孩子，在你脆弱的時候，爸爸會扶持你，我們一起成長，然後有一天，當你羽翼漸豐，就是我放手的時候了，你會很強壯，就算沒有我的幫助，你也可以飛得很高、很遠。

但我們之間的愛與信任，永不改變。

一如我們當初在水中緊緊相擁的那一刻。

彩繪幸福

眼前的「不如意」，也許是為了某一個更美好的目的做鋪陳，如果我們願意更有耐心地等候，也許就會發現，當初的挫折、苦難，就像化了妝的祝福。

到游泳池，除了玩水、游泳還能幹嘛？

答案是：畫畫！

蔡傑很小的時候，我就開始教他學游泳，因為身高不滿一百公分，進場免費；後來漸漸大了，進場則要買五十元的兒童票，不算貴，所以只要是夏天，我經常帶著蔡傑去練習。

幾年之後，這個游泳池的經營權易主，費用也調漲了，大人的單次入場費是一百八十元，兒童票僅比成人票少十元，索價一百七十元；若買十張優待票，價格不分大人小孩都是一千四百元。以前，兒童票十張只要五百，現在等於一口氣暴漲二倍之多。

我辭職在家陪孩子，家裡收入減少，游泳對我來說，本來還算個平民運動，但這麼一漲價，頓時變得很「貴族」。

有學習障礙的孩子需要長期、不間斷的學習，才能收效，但進場一次至少要一百四十元，如果天天去，一個月三十次，一個人就要花四千二百元，二個月就是八千四百元，以蔡傑的領悟力，如果要教到會，這項開支恐怕會非常驚人。

幸好，在這組新的經營團隊還沒入主之前，我跟蔡傑都已經熬過最艱難的時期，他那時候已經可以游得很好了，不然，這筆費用，對我們這種收入並不優渥的普通家庭來說，可是一筆不小的開銷。

某一年，游泳池預計在淡季九月之後，推出新的優惠方案「少泳隊招募」，以四個月為一梯次，每個月還會有四次請游泳教練來上課。對我來說，請不請教練不是重點，重點是：四個月內可以不限次數進場使用，而且費用只要二千元，跟以前一樣，不過，只限淡季。

往常，我只有夏天才會對蔡傑展開暑訓，但既然有這個機會，帶蔡傑來冬泳也不錯，可以延續夏季的訓練成果。

所以，方案一推出，我就先詢問蔡傑是否可以參加。當時管理者告訴我，報名參加少泳隊的標準是可以自己游二十五公尺。

當時蔡傑早就可以自己來回游五十公尺，這位管理人也看過許多次，他給我的答案是：「他沒問題的。」

沒想到，到了九月，我要替蔡傑繳交報名費時，對方竟然告訴我，因為報名人數比預期踴躍，而且只有一個教練在教，所以不能讓蔡傑參加了。

他開始挑剔起蔡傑的姿勢如何不標準，聽指令的反應又是如何與常人不同……如果蔡傑想要冬泳，那就只能接受上十次課一千四百元的方案。

我心想，管理者的說法，是希望我「知難而退」吧？

這種當著家長的面，批評孩子怎樣差勁、怎樣不受教，我並不是第一次碰到，但每一次聽在耳裡，還是覺得有點受傷。

我也明白，自己的孩子跟一般孩子不一樣，蔡傑確實沒有辦法像一般幼童順利正常聽從指令，總是要拉著他的手，重複一講再講，才能引起他的注意。教這樣的孩子，確實很麻煩，每一個當教練的，都想教有天分的、聰明好教的，沒有人喜歡帶這種麻煩的孩子。

我也不想「拖累」別的孩子，所以，我並不指望要教練來教，我自己來就好了，但儘管我告訴負責人：「只要讓蔡傑參加這個方案，我自己教就可以。」對方還是堅持不讓蔡傑參加少泳隊。

我不知道該怎麼說才能讓他理解，在他們還沒有接手這家游泳池之前，我花了多少心血教我的孩子學會游泳，我絕對可以保證，我會全心投入，絕不會讓蔡傑給教練帶來麻煩。但，這場談判還是破局了。

我可以理解別人的顧慮，但也不禁感慨，如果蔡傑是正常孩子，可以表達無礙，就可以自己臭屁地去跟教練說：「我可以游到什麼程度……」而事實上，蔡傑的泳技早就已經超越少泳隊的標準，只是因為他「不正常」，所以就被拒於門外。

由於我本來就是這家游泳池的長期會員，所以每天還是會去游泳，或許是心裡有一點點賭氣吧，雖然被拒絕了，但我還是每天都把蔡傑帶去那裡，雖然他不能下水游泳，但他可以在旁邊做一些別的事情，例如：練習畫畫。

我意外發現，孩子在游泳池畔畫畫，竟比在家裡專心多了。因為，游泳池不比家裡舒服，孩子不能想玩就玩、想躺就躺、想吃就吃，去除掉那些讓孩子分心的干擾，他的專心度明顯提升不少。我看效果不錯，於是便天天帶他去游泳池，但不是去「游泳」，而是去「畫畫」。

就這樣，蔡傑在池畔畫了四個月，畫技突飛猛進。主題明確、輪廓鮮明，用色也相當有美感，每一幅畫都十分可愛，富有童趣。

這真是意外的收穫。

我想一般家長如果要孩子學繪畫，一定會選擇讓去上美術才藝班吧？全世界應該沒有人會像我一樣，選擇讓孩子在「游泳池」學畫畫。

當初被拒時，我沮喪地認為這真的是「命運的捉弄」，但如今想來，這何嘗不是一種「上天的美意」？

如果當初蔡傑沒有被少泳隊拒收，就不會把游泳池當繪畫沙龍，我也就無從發現孩子繪畫的能力，原來已經悄悄發展出來了。

人生不如意十之八九，但眼前的「不如意」，也許是為了某一個更美好的目的做鋪陳，如果我們願意更有耐心地等候，也許就會發現，當初的挫折、苦難，在日後看，就像化了妝的祝福。

馴獸師老爸與犬子的秘密基地

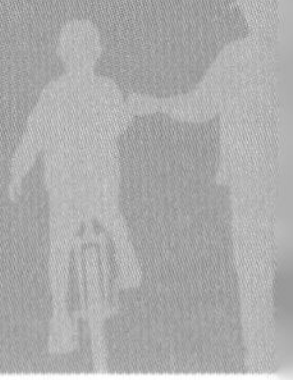

每當他快要跌倒，我就得趕緊一個箭步向前去扶他一把，在他還沒建立足夠信心前，千萬不能讓任何「失敗經驗」變成絆腳石。

蔡傑學每一項運動（或者說學任何東西）的模式都很像，一開始，一定是聲淚俱下死命抗拒，苦苦練習一段時間後，漸入佳境，熬過撞牆期以後，他就會愛上那件當初讓他恨之入骨的事情。

游泳是如此，直排輪亦然。

差別只是「撞牆期」時間的長短而已。

因為有專家建議我可以讓孩子學直排輪，對於練習眼神對焦很有幫助，剛好，住家附近的縣政府前有個開闊的溜冰場，於是，孩子四歲時，我們就幫他買了一雙直排輪鞋。買了鞋子，我立刻興致勃勃帶他到溜冰場試溜，結果，他穿上後，發現無法站立，立刻抓狂。

這是預料中的事，所以我還是硬著頭皮，試圖牽著他走到溜冰場裡面，但他說什麼也不配合，淒厲哭鬧到溜冰場所有的家長、小朋友都在看我。當天，無功而返。

隔天，他只要一看到直排輪，立刻想到昨天不好的記憶，瘋狂哭鬧、嘶吼、掙扎、打滾，不要說穿上去，連抓都沒辦法抓住他。

初期訓練他溜直排輪的方式，與其說是「教小孩」，還不如說是「訓練動物」更貼切些。

為了要哄他穿上直排輪，我必須用食物當「誘餌」。

一開始，妻子拿他最愛的巧克力在旁安撫他的情緒，我則趁機幫他穿溜冰鞋，雖然他並不喜歡，但看在巧克力份上，還是勉強接受了。

有了學游泳的經驗，我非常清楚，學習之初，絕對不能讓他跌倒，連一次都不行，否則他一定會把這個失敗經驗謹記在心，下次就算用巧克力，恐怕也沒辦法讓他就範了。

我和妻子小心翼翼地牽著他，慢慢拉著他溜，只要他稍微打滑，我們就努力撐住他，雖然他還是哭哭啼啼，但至少沒有掙扎了。

之後，我依照此「成功模式」，準備好巧克力，每天帶他到家裡的屋頂牽著他溜，練習半小時。在這之間，他打滑的次數不計其數，不過，我從來沒有讓他真正摔倒過，在他滑倒那一剎那，我就會立刻把他撐起來，所以他還算有安全感，偶爾會因為嚇一跳而稍微哭鬧，但大致上還算配合。

當然，他之所以這麼「乖」，跟食物也有關係。為了讓他心甘情願練習，我每天都準備不同的小零嘴，如果沒有使用這些增強物，恐怕根本無法進行訓練。

平衡是一種本能，練習幾天以後，蔡傑滑倒的次數減少許多，我就讓他試著自己扶著牆壁慢慢前進。

當然，他起初一定會害怕，但「重賞之下，必有勇夫」，我照例準備了他喜歡吃的東西，在旁邊不斷幫他加油打氣、大聲吶喊助威，他才願意嘗試。

等他適應以後，我承諾他，只要他可以不扶牆壁走過來一公尺，就可以吃到餅乾。嘿，順利成功了！之後，我慢慢把距離拉大到三公尺，他也努力做到了，食物的魅力真是無法擋啊！

為了讓他一直保持新鮮感，我也常更換獎勵的食物內容，餅乾、糖果、水果輪番放送，為了吃到這些好吃的東西，蔡傑只好克服害怕跟排斥的心理，朝美食前進！

我刻意把食物、水果都切得小小的，讓他一口就可以吃下，但又解不了癮，因為一直不滿足，就願意服從我的指令，做到了，就能再吃一塊。

看這孩子這麼饞，忍不住又是愛憐又是好笑。蔡傑心思單純，沒辦法用複雜的人類語言溝通，於是我這「馴獸師老爸」只好用食物來誘導他，做對一個動作，就給一點東西吃。

只不過，蔡傑常因一次失誤就耿耿於懷。所以，我還是必須隨時保持高度警覺，每當他快要跌倒，我就得趕緊一個箭步向前去扶他一把，在他還沒建立足夠的信心前，千萬不能讓任何「失敗經驗」變成絆腳石。

既然他已經不再排斥練習，我就把時間延長，由半小時到一小時，甚至後來到二小時。

牽引他的速度也加快了些，讓他體會「溜」的快感，漸漸的，他喜歡上了這種「溜」的微妙感覺，常浮現高興的神情。不過，這還只是拉著溜而已，真正會溜的速度快感，可要比這個棒太多了。

練習一段時間後，我希望他可以溜快一點，只是受限於他的認知理解，我沒辦法用言語跟他解釋速度是什麼，為了讓他體會這種感受，我牽著他去溜溜冰場的極限運動斜坡，因為地心引力重力加速度的關係，跟在平地上拖拉的感覺完全不同，我想，他馬上就可以領悟「快」與「慢」的差別。

我想，他是喜歡這種感覺的。

這個馴獸師老爸與犬子的直排輪計畫，帶來一個很棒的驚喜。我們練習一個月後，有一天在屋頂練習時，蔡傑開口說話了。剛開始我聽不出來，他自顧自地一邊溜、一邊說，我連忙豎起耳朵傾聽，鼓勵他多說幾次、慢慢說。我猜錯好幾次，直到我猜出「溜冰鞋」、「溜滑梯」，他終於露出一點點笑容，我猜對了。

但我很納悶，他為什麼要不斷重複說這二個詞兒呢？於是我也就沒有其他行動，只是配合著他反覆說著。

突然間，他生氣了，但嘴裡還是一直說「溜冰鞋」、「溜滑梯」，我開始覺得奇怪，是不是他不想要溜直排輪了？

我問他：「你想去公園溜滑梯，是不是？」

他聞言火氣更大了，一邊耍賴，一邊碎念著：「溜冰鞋」、「溜滑梯」……我趕緊思考，他到底是想表達什麼？

蔡傑對溜滑梯從來就不感興趣，想來應該不是想到公園溜滑梯，不過，他倒是有在極限運動場上，溜過斜坡道的經驗……

斜坡道？對了，就是這個！斜坡道不就是超級大的溜滑梯嗎？

我問他：「你是不是想去溜冰場？」

他一怔，停止哭鬧，似懂非懂地看著我，我用手勢比出溜冰鞋溜斜坡道的樣子。

「咻～～咻～～」

我看他的表情，就知道我猜對了，趕快趁機教他學會講「溜冰場」這個詞，他乖乖地跟著覆誦了好幾次。

這是蔡傑第一次主動用語言對大人提出請求。

這個階段，是他說話的萌芽期，他發出的每一個字眼，在我聽來，都是「天籟」！兒子，我會慎重看待你的請求。

機不可失，無論如何，這時候我們一定要去溜大斜坡！

雖然天色已晚，準備要吃晚餐了，這個時間帶孩子出門，肯定會被阿公阿嬤罵到臭頭，但我不管了，還是精神抖擻對蔡傑說：「好，我們去溜冰場，出發了！」

我開車載他到溜冰場，牽著他去溜斜坡道，暮色黯淡，但我們父子的心情卻都明亮而快樂。

原本我計畫讓他在屋頂練得熟稔一點，再訓練他溜斜坡，免得一開始就因為小閃失而中斷，依他相當龜速的進步幅度，估計至少還需要三個月；不過，既然蔡傑都主動要求了，好，我們就勇敢「跳級」吧！

往後的每一天，除了下雨天，我們每天都會去溜冰場大斜坡報到。這個溜冰場，簡直就像是為了我和蔡傑設立的，當地人對極限運動比較不感興趣，除了假日會有其他人過來溜之外，其餘的日子，很少有人使用，這個場地就像是專屬於我和蔡傑兩個人的秘密基地。

我們會在這裡，一起完成更多不可能的任務！

一千個小時的耐心

我只是想證明，再難教的孩子，只要肯下功夫慢慢調教，一定會有所進步的，所以，為人父母者，千萬不要輕易放棄你的寶貝小孩。

我和蔡傑練習直排輪的「秘密基地」，偶爾也會有一些其他孩子來使用。

那些比蔡傑更晚學直排輪的孩子們，多半是自己跌跌撞撞學著溜，他們的家長可以輕鬆地坐在一旁，好整以暇地和其他家長話家常，聊一些孩子到哪裡學英文、到哪裡上才藝班、到哪個老師那邊學鋼琴、在學校考試第幾名……之類的話題。

他們不必緊盯著孩子、不必拿食物誘導孩子練習、不必一次又一次地重複指令、不必在孩子崩潰鬧情緒時費心安撫……

他們的孩子，根本不需要這些「特別指導」，通常自己摸索一下，摔個幾次就能進入狀況。

老實說，我好羨慕這些孩子的家長。

還不知道蔡傑有自閉症以前，我也曾經這樣夢想過，孩子長大以後，要給他什麼英才教育。但如今，那些話題，對我而言，都是奢求了。

他們給孩子學直排輪，是「錦上添花」，讓孩子多一項娛樂或才藝；而我，則是為了「克服障礙」，希望能讓孩子眼神能夠聚焦，情緒障礙能夠減緩，話語能力可以再進步一些……

儘管我的願望如此卑微，實現起來卻極不容易。

在訓練直排輪之初，我小心守護他，不讓他摔倒，免得他因此有「陰影」，拒絕練習。等到他比較會溜，在斜坡道訓練以後，我才敢讓他摔。

但是，每一次摔倒，還是得花不少心力做「災後重建」。

剛開始訓練溜斜坡道，摔倒是不可避免的，但通常他只要跌倒一次，情緒就一發不可收拾，哭嚎、打滾、脫護具、脫直排輪，甚至尿褲子，很難控制。

為了避免這種狀況發生，我被迫學會在蔡傑跌倒的「第一時間」，火速把他抱起來，在他還沒意識到「失敗」以前，就讓他在原地重溜一次，給他一種「完成」的感覺，情緒才不會發作。

訓練到後來，我自己的反射神經也發達許多。此外，我也在訓練過程中，學會「牽手的技巧」。訓練大致可分成三階段：

第一階段：一開始先陪著他，一起牽手由上面的斜坡溜到下面的平地，覺得他可以自己平衡，我才放手。

第二階段：逐漸縮短牽手的時間，藉由他的手掌傳過來的觸感，判斷他的平衡能力，若確認等一下應不會跌倒，就在斜坡的「中途」放手。

第三階段：在斜坡上，扶著他的手，甚至幫他施一點點力量，等於是推他一把，讓他自己溜下去。

過了第三階段，總算可以輕鬆一點了，不用一直跑來跑去，他穿直排輪，可以很輕鬆用溜的，我可是「穿拖鞋」的，每次都要這樣跑來跑去，還要提防突發事件，真的很累。幸好我還算年輕，體力不錯，還能這樣「陪公子運動」，要是年紀再大一些，恐怕就經不起折騰了。

不過，蔡傑很會溜以後，偶爾還是會出現情緒障礙，這時候，問題已經不在於「技巧」了，而是其他「人為」因素。

比如說，場地上有其他孩子練習或旁觀，他就會焦慮，因為他害怕可能會被別人撞到，或是為了閃避別人而跌倒。

有一次，他從斜坡溜下來的途中，突然跑出了一個路人甲，他看到了，不會直接撞上路人甲，而是自己先滑倒，雖然他有穿護具，就算滑倒也不會太痛，但這對蔡傑來說是一個不可饒恕的「失敗」，他馬上崩潰。

自從這次經驗以後，他變得很難忍受溜冰場上有其他人出現，只要有其他人出現在附近，他就不會溜了。有一次，他已經在斜坡道一端，準備要溜下來，我也在對面的斜坡道等著接應，這時候，我的身旁多出了三個想看表演的小朋友。

若蔡傑是個愛現一點的正常小孩，應該會很高興有觀眾來看自己表演，但他不是，他遠遠看到這三個小朋友，突然就哭鬧起來，儘管我說：「他們不會撞到你，不用怕！」他還是激動不已，那三個小朋友似乎也被嚇到，自動站在更遠的地方。

可是，蔡傑還是哭鬧不止，就這樣，彼此在斜坡兩端僵持著。

我忍不住動怒，明明已經訓練這麼久了，為什麼只是場地有其他人，就變得不會溜了？於是大聲命令他溜過來，但這樣的反應讓他更崩潰，開始脫溜冰鞋，接下來的狀況，不用說也知道，已經不可挽回。

我很後悔自己情緒失控大聲喊他，而我的「報應」就是：之後又多花了一個小時，才讓他再度穿上溜冰鞋。

在訓練的過程中，我學會許多小技巧來克服他的情緒障礙，但是他仍然動不動就會發作，原因大部分都是「意外」的發生，或是曾經有「不好經驗」的記憶，讓他認為

「被撞倒→大失敗」。這種執念會不斷累積下去，而處理的方式，就是要掌握到每一次的「第一時間」，在失敗處重來，讓他有「完成」的感覺。

之後，我刻意在訓練過程中多安排一些被撞或可能跌倒的情況，但當下就「處理」這個狀況，讓他的大腦產生新的連結「被撞倒→不會有不好的事」。

比如說，當他在斜坡道上往前跌倒時，雙手支撐著地板，我就站在他後面，用雙腳抵住他的直排輪，不讓他繼續下滑，因為斜坡是有角度的，重新站起來比較容易。一段時間後，等他可以輕鬆站起來後，就換平地練習，我一樣都會抵住他的直排輪，有我支撐著，他就比較有信心站起來。

當他逐漸掌握要領，我便減少支撐他的次數，讓他自己站起來，經過一次又一次反覆的練習，他終於能夠克服跌倒的情緒障礙，在人前溜直排輪時，也不易產生焦慮了。

要教導像蔡傑這樣的自閉兒，除了磨杵的耐心，沒有別的捷徑。

在訓練了一千個小時（是的，你沒看錯，一千個小時，這不是誇飾法，而是「結結實實」的練習時數）以後，蔡傑已經可以溜得非常棒了，倒退溜、交叉溜、畫葫蘆等技巧，都難不倒他，也能在極限運動場的大斜坡上，展現令人驚嘆的平衡能力。

有些不知內情的婆婆、媽媽看到蔡傑溜直排輪溜得這麼好，都問我：「在哪裡學的？」「哪裡可以請到這個教練？」

我心裡總忍不住一陣苦笑，這個厲害的教練就是我，只是，我是個只專屬於蔡傑的「ＶＩＰ」私人教練。

我只是想證明，再難教的孩子，只要肯下功夫慢慢調教，一定會有所進步的，所以，為人父母者，千萬不要輕易放棄你的小孩。

透過不間斷的訓練後，蔡傑的情況也確實漸漸好轉，情緒、口語、專注力、運動神經都有長足進步。如今，他也愛上這個活動，直排輪現在甚至已經轉變成一項很有魅力的「增強物」。

以前，食物對蔡傑有很強大的吸引力，但隨著他年紀漸長，零食的魅力已經不若他小時候那樣強大。當蔡傑不想上學時，增強物如果只有「零食」，效果有限；但是只要我告訴他：「放學後，可以去溜直排輪。」他就願意開心去上學了。當初讓他苦不堪言的直排輪，現在變成他快樂的來源。

人生，原本就是苦樂並存的。孩子未來的成長階段，一定還會面臨各種艱困的挑戰，爸爸這個專屬於你的私人教練，一定會教懂你「苦盡甘來」的道理，把每一個障礙，都化為未來的喜樂。

蔡傑爸的直排輪訓練筆記

在訓練直排輪一段時間後，我發現這項運動為我的孩子帶來不少好處，或許，對一般的孩子也有不少幫助。我將這些心得列舉如下：

這是一個很能發洩體力的運動，可以減少自閉兒不必要的自我刺激時間。

直排輪可以訓練平衡和四肢的協調性。訓練後，蔡傑走路的姿勢比以前更漂亮，比較有踏實感。

原本蔡傑的眼神空洞不會對焦，但直排輪是一項非常需要眼神專注的運動，不然很難保持平衡，練習之後，他的眼神比較能對焦了。

因為他喜歡這項運動，所以比以往快樂許多，每天都會有笑容。而且，他的語言能力在這個階段發展最快速。他以前常呈現恍惚狀態，但訓練他溜斜坡道以後，專注力明顯提升，反應神經也變得比較快速。

因為常常在學校溜直排輪，很多師生因此認識他，對人際關係有所幫助。

在訓練這項運動過程中，讓我學會許多引導方面的小技巧，我相信只要全心全意付出，不要怕失敗，不要心急想立刻看到成果，時間到了，孩子自然就會進步。

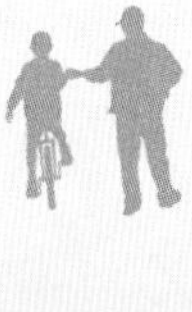

不可能的任務，我們做到了

若不了解練習的痛苦，就說孩子不夠努力，這樣是不公平的。如果家長也願意跟孩子一起運動，不僅更能了解成果不佳的原因，也更能促進親子感情。

蔡傑六歲那年，我幫他買了一臺有著美麗土耳其藍輪框的新「座騎」。

這是他的第五臺「腳踏車」，但跟前四臺不同的是，這臺「腳踏車」沒有把手，而且它的輪子只有一個——它是臺獨輪車。

什麼？教自閉兒學獨輪車？那是不可能的任務吧？

只是學個游泳、直排輪或腳踏車，就必須經歷血淚交織的煎熬，更何況是需要極大的專注力與絕佳的平衡感的獨輪車！

我想可能有人會以為我必定是瘋了，或是有點被虐狂吧？

但，我很清醒，我知道，這項運動絕對可以幫助我的孩子。

有一回，無意間看到路上有人在騎獨輪車，這項運動在臺灣很罕見，我只有在電視上看過而已，立刻深受吸引，看得目不轉睛。

此時，我的育兒生活正陷入倦怠、低潮，獨輪車的出現，又重新點燃了我心中的熱情。我又找到了比直排輪、腳踏車更具備讓自閉兒眼睛可以專注的工具了，這讓我感到興奮無比！

這項運動是全身都必須保持警戒的狀態，完全不能有分心的機會，這對眼睛無法對焦、注意力易分散的自閉兒，是絕佳的訓練器材，可以同時鍛鍊大腦與肢體；而且，獨輪車也是一項挑戰自我極限、磨練性情的好工具，我相信孩子只要能夠學會這項技能，就可以產生很大的自信心。

隔天，我迫不及待訂購了一臺獨輪車。不過，我一開始也不會騎，該從哪裡教起呢？

沒關係，先上網做功課！

根據我查到的資料，一般有教練指導的國小學童，若每天努力練習，不怕摔的話，大概花一到兩個星期左右，就可以騎著獨輪車前進了；怕摔的人，如果每天花時間願意坐在獨輪車上、扶著欄杆或是牆壁前進，一到兩個月以後，也都可以學會騎。這樣看起來，好像也不是太難學嘛。

當然，我也很明白，蔡傑跟一般孩子不同，但多年歷練下來，我早就做好了「萬事起頭難」、「一分耕耘，零點零零零零零一分收穫」的心理準備，我就不相信，如果我們紮紮實實練習五百個小時以後還學不會！

我上網搜尋相關的教學影片，具備一些獨輪車的基本概念後，就開始陪著孩子在家裡練習。

第一步，得先學習怎麼坐上去，然後練習上車、下車的動作。

我試著讓蔡傑扶著家裡的走廊牆壁前進，幾天下來，邊學邊修正姿勢，感覺好像有一點點心得，但這種技巧性的東西，恐怕沒辦法光靠嘴巴講一講就讓蔡傑心領神會。

我陪孩子練習幾天之後，一直覺得效果不是很好，即使我牽著他，他也找不到可以平衡的點，一直不斷摔下來，摔久了或受傷了，心情就會不好，接著又會發脾氣，愈練習愈挫折，甚至不肯再學了。

孩子會出現這樣的反應，也是可以理解的，畢竟我自己也不會騎獨輪車，根本就不了解孩子的痛苦點在什麼地方，只憑著「看起來」的感覺來教孩子，這種「隔靴搔癢」的教學法，很容易有盲點。

所以，我另外訂購一臺大人騎的獨輪車。在教蔡傑之前，我自己應該先學會。這樣做的好處，是可以親身體會初學者最需要用力的肌肉是在什麼地方，才能避免過度練習產生的運動傷害；同時，將來指導孩子時，也比較能夠教他要領。

自己試過以後，就了解蔡傑為什麼會練到大發脾氣。

初學者還沒抓到要領，下半身得花很大的力氣，才能維持上半身的體重及平衡，剛練習的那幾天，大腿內側肌肉非常酸痛，痛到我隔天走路都有點不順，難怪蔡傑抗拒。

了解孩子學習初期的「痛苦點」，以及常會摔倒的姿勢後，往後教學就可以盡量去排除、避免這樣狀況發生。

經過兩星期的苦練，我學會了，當我示範給蔡傑看時，孩子親眼看見我騎著獨輪車前進幾公尺，原本呆滯的臉龐，突然露出感興趣的表情，又開始躍

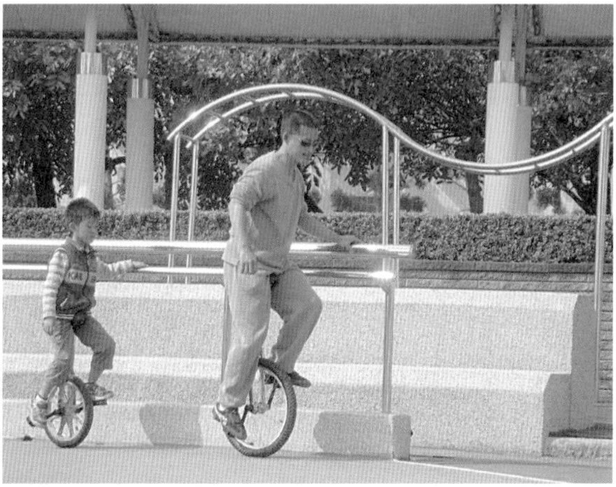

我們父子常分別騎著一大一小的獨輪車，那種親子交流的感覺真是美好！

躍欲試起來。

對這個年紀的男孩兒來說，父親就像是他們的偶像，即使是自閉兒，也會有模仿父親、跟父親做一樣的事的慾望。

我多示範一些標準動作給孩子看，孩子抗拒學習的態度就會改善。

這麼多年來，我在帶蔡傑練習腳踏車、直排輪、滑板、蛇板等各種運動時，有時候也會遇到其他練習的小朋友，曾經也見過一些並沒有參與，只是在一旁納涼，但當孩子表現不好時，卻出言指責的家長。

我覺得，若不了解孩子練習的痛苦，就說孩子不夠努力，這樣對孩子是不公平的。如果家長也願意跟孩子一起運動，不僅更能了解孩子練習成果不佳的原因，也更能促進親子感情。

看我騎得不錯，蔡傑竟然願意自己來嘗試看看，不需要我牽著他騎了，就算跌倒了，也無所謂。親眼看見怎麼騎，跟沒親眼看見的學習態度，果然是不一樣的。而一陣子以後，他真的也學會基本動作了！

我們父子常分別騎著一大一小的獨輪車，但卻手拉手一起前進，那種親子交流的感覺真是美好！

自閉兒的心思經常是渙散的，連自己在做什麼事情都不知道，蔡傑也是這樣，若不去理會他，我推估他每天二十四小時裡，可能有四到八個小時的時間處於恍惚、發呆、放空的狀態。

所以，我每天至少花二個小時，陪著孩子一起從事「不得不保持專心」的活動，至少，在這段期間，他沒辦法放空，必須完全的專注，久而久之，是不是可以「習慣成自然」地學會專心的功課、讓生命踏實一點呢？

多年來，我一直費盡心思尋找各種能夠讓孩子持續保持著高度專注力的活動，而獨輪車，就是最佳選擇之一。

隨著他的技巧愈來愈好，我也陸續開發出各種新的招式讓他挑戰。除了讓他練習繞行障礙以外，也讓他學著在排成一列的磚塊上行進不掉落，隨著他的進步，再慢慢提高難度與高度。想要做到這些事情，絕對不能分心，連一秒鐘都不行，這對蔡傑這樣眼神跟注意力都不集中的孩子而言，是很好的訓練。

我們每一天行進的距離，從短短幾公尺，慢慢推進到幾公里。蔡傑顯然很熱愛這項運動，可以不需要任何牽引，自己一個人連續騎一個小時，距離長達四點七公里。

我跟在孩子後頭幫他錄影記錄，看著他小小的、專心努力往前騎的背影，心中滿是感動。

誰說獨輪車對自閉兒來說是不可能的任務？我們就做到了！

練習了一年以後，蔡傑那一臺十六吋的土耳其藍獨輪車，已經變得傷痕累累、斑駁陳舊，看這臺車「落漆」得這麼嚴重，就知道主人過去練習得多麼認真。

在不知不覺中，蔡傑又長高了些，為配合他的身高，於是，讓他改騎我的二十吋銀白色獨輪車。

不過，一如過去的經驗，不管學什麼東西，直排輪也好，腳踏車也好，每次只要換新的東西，就得花好長一段時間重新適應。一般小朋友會因為新車興奮不已，很快就能重新進入狀況；但蔡傑卻恰恰相反，他那些得來不易的技巧彷彿突然退化、消失，即使已經換到了第五臺腳踏車，他剛騎上新車的動作，還是會笨拙到讓人誤以為他是才剛學習的菜鳥。

只要有一些變化，所有事情就得重新來過，一切歸零，這或許是這孩子的宿命吧。不過，沒關係，只要我們再努力一次，還是可以重新「撿回」失落的技巧。

換車以後，我們練習了兩個月，孩子的技術慢慢又恢復原貌，他又變回了那個讓人驚呼讚嘆的特技少年。

經過各種運動嚴格訓練的蔡傑，不再只是原來那個反應慢、沒感覺的自閉兒，他漸漸發展出「正常人該有的反應」。

他開始知道父親、母親，他開始知道與家人的親密感，他也漸漸懂得語言、漸漸開始對這個世界「有感覺」。

而且，他很快樂。這是最重要的目標。

對我來說，已經足夠，我還有什麼好要求的呢？

掌聲響起來

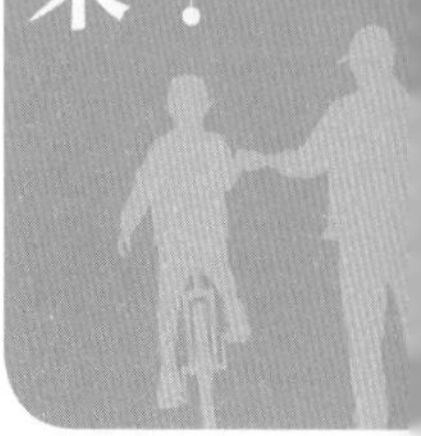

未來的人生舞台臺上，或許仍是荊棘密布，但請你記住這種感覺，只要努力不放棄，你一定能穿越所有障礙，等到掌聲響起的那一刻。

蔡傑現在九歲，他的獨輪車技術，已經練到爐火純青。可以在有半個人高、但寬度不到二十公分的矮牆上，神色自若地移動。

這看起來，已經不只是個「運動」而已了，簡直像是一種「特技」。第一次看蔡傑表演這項「空中獨輪絕技」的人，沒有不驚嘆的。

不過，「牆」上一分鐘，「牆」下可是三年功。

隨著蔡傑獨輪車技巧不斷精進，我開始嘗試讓孩子跳脫平地的空間，選擇難度高的「三度空間」做練習——也就是要「挑高」。

或許有家長會質疑：你幹嘛訓練孩子學這麼危險的特技啊？

其實，我從來就不曾為了家長的虛榮或是其他不重要的理由，而要孩子學才藝，我之所以讓蔡傑練習這項「特技」，是因為如果運動的難度不夠高、太過「安全」的話，是很難強迫孩子全神貫注的。

我們先從高度還不算太高的公園花圃矮垣開始。每天，我都牽著他在這道矮垣上來回慢慢騎著，老實說，我也不知道到底要花多少時間才能學會，我唯一知道的事情是：我要牽著他練，直到會為止，至於要多久，從來不是重點。

這個「陪練者」的工作，可以說相當枯燥。就是來來回回、反反覆覆牽著騎獨輪車的孩子在矮垣上行進。但這個角色非常重要，未來隨著練習的高度增加，如果我稍不留神，孩子就會從牆上摔下來，下場跟在平地上摔倒的皮肉傷可不一樣，很可能會傷筋動骨的。

正因為有危險性，才能強迫提升他眼睛聚焦的能力，也希望他學會之後，可以增加自信心，畢竟，這可是一個需要「膽識」的運動呀！

這項「實驗」的成果超乎我的預期，它簡直讓蔡傑脫胎換骨。

以前，蔡傑講話總是輕若蚊鳴、欲言又止，做事情也總是畏畏縮縮，什麼都怕，什麼都不敢嘗試；但自從他學會在花圃矮垣上騎獨輪車以後，他身上似乎有某一個「開關」被打開了，就像武俠小說形容的，彷彿打通了「任督二脈」，終於開竅了！他講話的音量開始變得比較大聲，做事情的態度也變得比較積極，比較像個男孩子，開始願意嘗試新鮮的事物。

「藝高人膽大」這句話形容得還真是貼切，獨輪車技術把蔡傑的勇氣和自信都激發出來了，這真是意外的收穫。

練習依舊持續著。等他在花圃矮垣上騎獨輪車的技術純熟精湛以後，我便讓他去挑戰更高的牆，我相信，不同高度會帶來不同的視野。

孩子深愛這項充滿刺激的挑戰，他只要一上獨輪車，那種充滿專注力的神情及興奮感，就好像關羽遇上了赤兔馬，如此契合無間。

每次看他騎獨輪車臉上自信爽朗的笑容，我心裡也有種安慰、驕傲的感

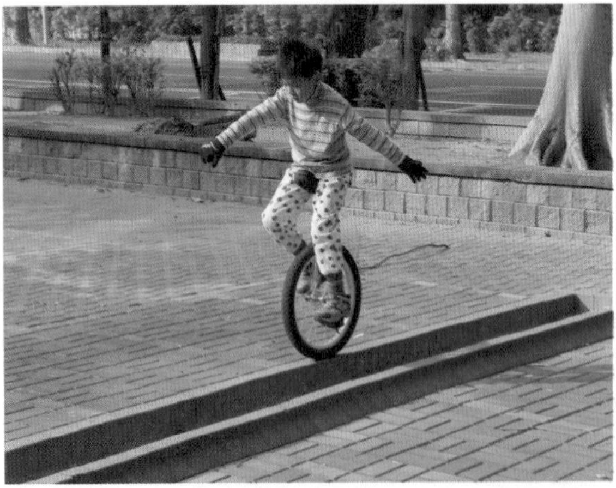

每次看他騎獨輪車臉上自信爽朗的笑容，我心裡也有種安慰、驕傲的感覺。

覺：好小子，真有你的！

獨輪車運動，也為蔡傑帶來了一個空前的「榮耀時刻」。

每天放學後，就是我們父子的獨輪車時間。有一次，我和孩子在學校裡的籃球場練習，級任老師無意間經過，發現我們在練習，這是老師第一次看蔡傑騎獨輪車，她很驚奇：「嗨，蔡傑，你會騎獨輪車喔？好棒喔！」

一個月後的某一天，這位老師帶來了一個好消息。她問我：「學期末最後一天，我們班上要舉辦同樂會和才藝表演，每個小朋友都要準備一項才藝表演，可以自由發揮，到時你可以讓蔡傑來表演獨輪車嗎？」

當然好！我馬上欣然答應了。

學期末最後一天，我到教室參觀。每個小朋友輪流表演自己的才藝，表演魔術、彈鋼琴、吹笛子、跳舞……大家都使出渾身解數，充滿自信地展現拿手絕活。

我一邊欣賞小朋友表演，一邊心疼地想：孩子的團體中，通常只有那些聰明優秀，或是一些喜歡出鋒頭的小朋友，才有較多的機會獲得掌聲，進而產生更多自信心，這種榮譽感，會成為他們未來學習成長之路的重要根基；但自閉兒受限於先天的個性，在團體生活中，永遠是「沒有存在感」的人，他們大概很難嘗到「榮耀」的滋味吧？

在我思潮起伏的同時，終於輪到蔡傑了。

由於蔡傑的表演需要較大的場地，所以他被安排在最後一個當作壓軸，看完其他同學表演後，老師將全班集合統一帶到操場，整隊準備看蔡傑表演。

那個時間，操場上也有其他班級在上課，聽說有一個孩子要表演獨輪車以後，也紛紛聚攏過來，「觀眾」的陣容一口氣從一個班，擴張成三個班九十個人。

我的心，屏息以待。

我請小朋友幫忙把當作障礙物的墊片按適當間距排成一個圓形，一切準備就緒後，我們的最佳男主角帶著他心愛的「座騎」登場了！

蔡傑一上獨輪車，馬上引起現場一陣騷動，「好厲害喔！」

一開始，他並沒有出現任何表情，只是專注看著眼前的路障，聽我的指令，繞完了一圈，又反方向繞了一圈。我接著說：「S型。」他也漂亮地繞了一個S型的路線。

小孩子的反應是最天真、直接的，他每做一個動作，大家就是一陣驚嘆。在表演過程之中，我聽到有班上同學跟別班的小朋友大聲炫耀著：「蔡傑是我們班的噢！」

我心情一陣激盪，我的孩子，被他的同學引以為榮！

但我強自鎮定，要蔡傑進行最後一個表演「定輪」——以半圈前進，半圈後退的方式，維持自己在原地保持平衡身姿的技法。

我就像過去無數次練習時，在旁按照他的動作幫他報數：「一、二、三、四、五……」有些小朋友們聽到我數，也自動跟著我的節奏，跟著我一起幫蔡傑大聲報數著：「十一、十二、十三……」

漸漸地，加入報數的小朋友愈來愈多，現場就像是沸騰了一樣，歡聲雷動，大家一起合力大聲數著：「廿一、廿二、廿三……」

原本面無表情的蔡傑，聽到同學們為他吶喊助威，他臉上開始浮現一點靦腆的微笑，隨著呼聲愈高亢，他的笑容也愈來愈深、愈來愈燦爛……

我激動不已。

自閉兒並不是對「同儕的接納」或「被肯定的榮耀」全無感覺，只是過去他從來沒有機會去體會。先天的限制，讓他在團體中只能扮演著弱勢、被照顧者的角色，但在那一刻，他臉上出現過去從未有過的自信笑容，他知道這些加油聲，是大家為他數的。

作為他的陪伴者，我知道孩子艱辛、寂寞的成長過程。在學習獨輪車的過程中，蔡傑摔倒、受傷的次數不計其數，但就算摔得傷痕累累，我們也從來沒有放棄的念頭，默默努力著。障礙非但沒有把我們給擊倒，相反的，它讓我們變得更加堅強、茁壯！

隨著蔡傑「定輪」次數的推進，同學們的報數聲浪愈來愈大，加油聲、鼓掌聲也愈來愈急促：「八五、八六、八七……」表演進入高潮，愈接近尾聲一百，孩子們就愈興奮，大家都坐不住了，紛紛站了起來：「九七、九八、九九……」

「一百！」數到一百時，小朋友們全都跳了起來，瘋狂歡呼：「耶～～」

這一刻，我的視線開始模糊，聲音也不聽使喚地哽咽起來。

啊，我親愛的孩子，相信你一生都不會忘記這一刻，這熱血、榮耀的一刻！

你聽到了吧？那些熱情的歡呼是專屬於你的，你是全班的英雄。

爸爸知道你很難用言語表達此刻內心的感覺，但我了解你，如果你說得出來，我想你會說：「我喜歡這種被肯定的感覺！」

在你未來的人生舞臺上，或許仍是荊棘密布，但請你記住這種感覺，只要努力、不放棄，你一定能穿越所有障礙，等到掌聲響起的那一刻。

蔡傑爸的一封信

親愛的體育老師：

您好，我是一年十班蔡傑的父親，很冒昧寫這封信給您。

一般小學生的家長會注意的都是學科，較少人注意「體育課」，但是，我必須讓您知道：「體育課」對我的孩子有極大的影響力。

自閉兒有互動以及社交障礙，學校裡面的「體育課」以及「下課時間」，就是自閉兒練習「社交」最好的一堂課。

如果可以，請體育老師在上課時，不要因為蔡傑自閉兒的標籤，而同情他，給他特權，讓他不用做體操。不需要這樣做，大家怎麼做，蔡傑就應該怎麼做。

或許蔡傑笨手笨腳，反應不夠快，但這都沒關係，重點是要「有機會」和大家一起學習。

如果蔡傑什麼都不會，要跟人家「玩」，也真的很難，所以過去，我花了很多心力，訓練蔡傑各種運動項目：游泳、直排輪、腳踏車、打棒球、水平天梯等，先讓他具備有「玩」的條件，這樣才會有機會和別人一起玩。

請體育老師引導他和小朋友一起玩，或是設計一些必須「兩個人」以上才能進行的活動，讓他有機會去學習「同儕互動」、學習「遊戲規則」。當蔡傑一個人發呆，不知道要做什麼事情時，也麻煩老師適時介入，拉他一把。

在學校，沒有比「體育課」更適合讓自閉兒練習互動的課程了，這是最自然的方式，也將是自閉兒的救星。

我的孩子進入校園，本來就是要當「最後一名」的，或許老師能以蔡傑為指標，只要有辦法讓蔡傑學會任何一樣事情，這其實也意味著：全班小朋友都會了！

感謝您撥冗看完這封信。

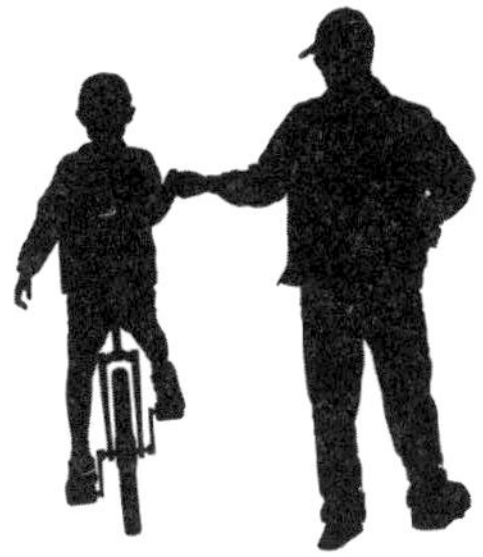

第四篇

孩子，謝謝你

蔡傑教會我了一件事：
教育必須是具備「感情」的，而且，
這份感情不能「刀子嘴，豆腐心」般深藏在心裡，
必須要精準傳達到孩子的心裡，
才能產生眞正的效果。

「結」與「解」

陪著孩子學打結、拆解的這個過程，彷彿也在整理我的「心結」。看著他用小手慢慢地、努力地，終於把緊緊糾纏的死結打開，我的心結，彷彿也解開了。

如果您家裡也有一個念小學的孩子，教他綁鞋帶，需要多少時間？五分鐘？十分鐘？我想應該不會超過兩小時。

可是，光是教蔡傑打結，學會自己綁鞋帶，我們練習了兩年。

第一次發現孩子不會打結，是在一個溜完直排輪，打算收東西回家的傍晚。

通常我帶孩子溜直排輪或騎獨輪車之後，會讓孩子自己收拾我幫他自製的角錐路障，全部撿起來收到塑膠袋子裡，準備帶回家。

那一次，我看他袋子裡的路障快掉出來了，便要求他要把塑膠袋打結，免得路障掉得到處都是。

打一個結，對小學生而言，應該不是什麼難事吧？不就只是把塑膠袋的「耳朵」

先交叉，按住交叉點，任一頭繞過去，兩邊一拉，一個結就打好了？

但，就是這麼簡單的一個結，把蔡傑打敗了。

我簡直難以置信，不管我示範多少次，他不會就是不會！

那一天，我們從黃昏練習到天黑，直到視線都已經看不清楚了，他還是打不起來，「失敗」的挫折感，讓他氣得到處亂跑，還一直大吼大叫。

跟蔡傑相處久了，我早已對他突發性的情緒反應見怪不怪，如果他此刻有情緒，通常我會讓他宣洩出來，要大叫就讓他大叫，要奔跑就讓他奔跑，即使引人側目，我也不會強押他回家，我只是不發一語地靜靜等候。

看著不會打結而滿場亂跑的蔡傑，其實，我的心裡比他還慌。

若連單結都打不起來，恐怕連綁鞋帶都有問題。現在他穿的球鞋是用魔鬼氈黏的，但以後鞋子多半都是鞋帶式的，難道我跟妻子得幫他綁鞋帶一輩子嗎？

不行，我怎能讓這種事發生？

我在想，是不是塑膠袋的提耳形成一個圓弧，因為中間空洞的緣故，導致他有產生錯亂，才會打不起來。隔天，我決定將「打結」的程序簡化，改用一條細繩教他。

一般人很難想像，只不過是繞圈、拉緊這樣簡單的動作，竟然可以把一個小學生逼得淚眼汪汪。繩子的兩端，怎麼就是不能繞在一起呢？好不容易費盡九牛二虎之力，終於打了個平結。好，現在要學著把結解開，但這裡又遇到瓶頸了，我們父子整整折騰了兩個小時，他終於稍微熟練一點了，我這才拿出塑膠袋來讓他練習，不知道到底練了多少次，他終於學會了。

可是，隔天我們練習時，一切又退回原點。所以，我們只好從頭開始，找到機會就練習、練習、再練習。前後經過兩年時間，他才完全熟練。

即使是「打結」這樣一個在外人眼中如此簡單的小事，都要大費周章練習，更別說其他的事情了。

因為有了蔡傑，我才知道，有很多世人看似「理所當然」的事情，其實並沒有那麼「理所當然」。

想當初，決定回家親自教育孩子時，我也曾雄心勃勃，一心想要扭轉孩子的劣勢。然而，實際開始教養孩子以後，才知道教養自閉兒有多麼困難，每一天都充滿困難與挑戰。無論我付出多少時間與耐心，卻盼不到一丁點回饋，在無奈、無力的同時，還得安撫孩子憤怒的情緒，以便讓練習能持續下去，不致中斷。

蔡傑無論學什麼東西，學習期都以「年」單位，我當初那期待「日起有功」的雄心壯志，早已在這過程中，被一點一滴磨掉了。

但是，在這過程中，我學會了另一個本事：等候。

我不再用世人的時間或者自己的時間來量度蔡傑，而是配合他的步調，慢慢地學習。無論結果如何，我都已經做好陪他練習一百個小時、一千個小時、一萬個小時的心理準備。

有一段話我一直很想跟所有的父母以及教育工作者分享：「教學妙方之藥方子：關懷一兩、尊重半碗、聆聽三分、同理心兩粒、了解一顆、鼓勵一斤、智慧九分，再用『心』鍋煎，三碗水熬一碗湯，日日服用」

藥效溫和緩慢，但只要「日日服用」，必然會見效。

而這些年來，我的確在蔡傑身上見證了，「愛」是如何把不可能變為可能。

陪著孩子學打結、拆解的這個過程，彷彿也在整理我的「心結」。

看著他用小手慢慢地、努力地，終於把緊緊糾纏的死結打開，我的心結，彷彿也解開了。

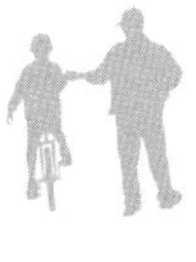

喜歡上「慢」的感覺

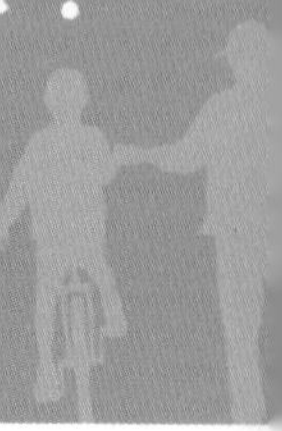

我逐漸體會，若不是「跟蝸牛一起散步」，我也不會有機會體會這麼單純美好的親子情誼，只要有一點小幸福，我們就好快樂。

某天，我聽到一些媽媽們用臺語在抱怨自己的小孩：「冊，不知安怎讀欸？甘是讀到『ㄎㄚ ㄐㄧˋ ㄚ ㄆㄧ ㄚ』去！頭殼毋知是不是『空谷力』！」（書，不知道是怎麼念的？都讀到背後去了！腦袋瓜子不知道是不是硬得跟水泥一樣！）

我聽了，忍不住又想起小時候的某段「創傷」。

我出生在新北市（當時叫「臺北縣」），小學畢業後讀新莊的頭前國中，但功課不好，在學校從 A 段班讀到 B 段班。畢業後，考上海山高工的機械科，只讀了半年，因為年少輕狂，行為叛逆被退學。

這時剛好我們也搬家到嘉義，我重考考上隔壁縣市的後壁高中建築製圖科。

開學第一天，每個人都要自我介紹，因為我是重考生，輪到我的時候，我是這樣介紹的：「大家好！我國中是念臺北的頭前國中……」

這時，老師像發現新大陸一樣，當場「啊！」了一聲，全班嚇一跳，鴉雀無聲。接著老師開口了：「阿你是安怎讀冊欸？你偎『頭前』讀來到『後壁』喔？」（你是怎麼讀書的？怎麼從「前面」讀到「後面」來了？）

老師這個結合地名的「幽默」雙關語，讓全班當場哄堂大笑，但自尊心強的我，卻窘得想鑽地洞，這天後，我還因此整整被班上同學取笑了一個月。

之後，我只要聽到「讀冊讀到後壁」之類的話語，就有點神經過敏。

雖然我小時候有這段經歷，但我本來也有可能像那些媽媽一樣，變成計較著小孩分數是「後壁」還是「頭前」的家長。

這是人性，大多數的爸媽都是「貪心」的，雖然情感上會希望孩子「健康快樂就好」；但隨著孩子年紀漸長，父母的慾望也會開始慢慢膨脹，盼望孩子功課好、人緣佳、多才多藝……最好未來能夠鶴立雞群、出人頭地。

蔡傑出生時，我也曾經是一個「貪心」的爸爸，希望他以後就像他的名字一樣，是人中豪傑，我們一定要贏別人！

但天不從人願，蔡傑是一個有學習障礙的孩子，他這一生，要出人頭地，恐怕機會渺茫。

面對這樣的孩子，我沒有資格「貪心」，只能「務實」。

也因為如此，我變得比較容易滿足。一般家長會為了孩子「還不夠優秀」扼腕遺憾，斤斤計較孩子沒做好的部分，想要責備、懲罰孩子；但對我來說，我沒有這種奢侈的煩惱，這些要求對蔡傑而言，都太過不切實際了，只要他有任何一絲絲微小的進步，就足以讓我雀躍不已。

孩子的注音符號評量考三十五分，我很高興，因為他終於有分數了！

孩子考四十分，我也很高興，因為他進步五分了！

當孩子考七十五分，哇，這叫做「進步一倍」！

當孩子終於能考到九十分，你真是太讚了！爸爸一定要大大獎勵你！

我喜歡獎勵孩子的感覺，孩子也喜歡被獎勵，無論他表現如何，至少我們都朝好的方向前進了，任何點點滴滴的的進步，都是我們生活喜樂的來源。

我們不用贏別人，只要贏過昨天的自己，這樣就很快樂了。

曾看過一篇網路文章，讓我心有戚戚焉：

上帝給我一個任務，叫我牽一隻蝸牛去散步。

我不能走得太快，蝸牛已經盡力爬，每次總是挪那麼一點點。

我催牠，我唬牠，我責備牠，蝸牛用抱歉的眼光看著我，彷彿說：「人家已經盡了全力！」

我拉牠，我扯牠，甚至想踢牠，蝸牛受了傷，牠流著汗，喘著氣，往前爬。

真奇怪，為什麼上帝叫我牽一隻蝸牛去散步？

「上帝啊！為什麼？」天上一片安靜。

「唉！也許上帝去抓蝸牛！」好吧！鬆手吧！反正上帝不管了，我還管什麼？

任蝸牛往前爬，我在後面生悶氣。

咦？我聞到花香，原來這邊有個花園。我感到微風吹來，原來夜裡的風這麼溫柔。

慢著！我聽到鳥叫，我聽到蟲鳴，我看到滿天的星斗多亮麗。咦？以前怎麼沒有這些體會？

我忽然想起來，莫非是我弄錯了！原來上帝是叫蝸牛牽我去散步。

在教養蔡傑的過程之初，我也常有「帶蝸牛散步」的無力感，不管我多麼著急、生氣，我的「蝸牛」蔡傑就是只能移動這麼一丁點。

但這些年來，我逐漸體會，若不是「跟蝸牛一起散步」，我也不會有機會體會這麼單純美好的親子情誼，只要有一點小幸福，我們就都好快樂。

蝸牛的慢，讓我無法急功近利，只好學習「慢活」。仔細思量，或許不是我牽著蔡傑散步，而是蔡傑牽著我欣賞這沿路的鳥語花香呀。

用愛超越「罪與罰」

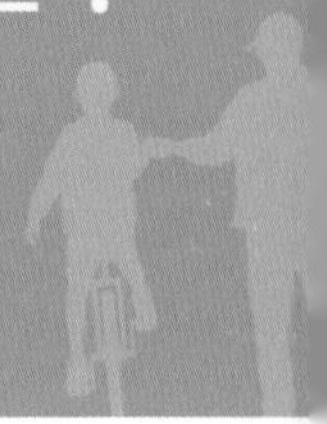

打或嚇阻的教育，或許暫時能夠治標，但終究治不了本，而且，孩子總會長大，有一天當父母再也無法用「打」來控制孩子時，該怎麼辦呢？

回憶我小時候，每次月考前，母親總會事先準備好曬衣架。你可能要問：「考試跟曬衣架有什麼關係？」當然有！這可是媽媽的「家法」，用來「治」我們家四個小孩的。在母親「嚴管勤教」之下，我家幾百個曬衣架都彎曲變形，沒有一個是健全的，這也造成往後我對曬衣架有種「特殊情感」。

母親的「家法」是曬衣架，而父親的「家法」則是棍子。或許你會好奇：「是哪一種棍子？」說出來令人難以置信，父親使用的棍子可是大有來頭，竟然是武術用的少林棍！

很多華人家長都信仰「棒頭底下出孝子」這句話，認為就算教不出孝子，至少可以教出聽話的乖兒子。

但是，這種作法真的有效嗎？

小時候我有個很糟糕的壞習慣：會偷拿父母的錢，若被抓到，父母親當然不會手軟，一定是一頓毒打，但我因此而不敢偷了嗎？不！我只是不斷「改良」我偷錢的技巧，父母愈打，我的的警覺心就愈高、技巧愈精湛。

因為，我在犯錯以後，只得到痛的「教訓」，卻沒有學到該學的「是非」。不只家長如此，學校老師也信奉這一套「不打不成器」的教育。

我記得小學四年級的自然老師，只要考試沒考好，就會打孩子手心，而且只打左手，為什麼？因為如果是打右手，小朋友會痛到沒辦法寫字，可是，就算全班小朋友的手都打腫了，班上的同學也並未因此每個人都考一百分。

國中時，老師的體罰是用藤條抽大腿，有一次我被抽了兩下，回到家，都瘀血烏青了，之後的一星期甚至得拐著走路，而我之所以被打成這樣的理由，只是考試沒考到八十分而已！

小時候，我每次考試都會被老師打、被父母打，我的成績卻從來沒有因此而突飛猛進過，直到我的個頭長大到足以對抗父母，父母不得不收起棍棒、曬衣架。當他們不再打我，我的功課自然就進步了，而偷拿錢的壞習慣，則是當我知道家裡已經負債累累時，也就此根絕。

從我個人的成長過程中，無論是言語或肢體暴力，從來沒有真正解決問題過。

問題是，很多人小時候雖然留下許多心理創傷，但當他們娶妻生子成為父母後，卻不自覺地複製過去的錯誤，用自己被對待的那一套來對待孩子，惡性循環、沒完沒了。

倘若蔡傑是個正常的孩子，我是否能保證自己絕對不會重蹈覆轍，在蔡傑功課不好或行為偏差時，走父母親的老路，用曬衣架及少林棍來「伺候」我的孩子？

雖然我覺得我「應該不會」，但，我真的沒有百分百的把握。而老天爺賜給我的孩子，並不是一個普通的孩子。打罵教育對他來說，非但完全沒有任何效果，只會使情況更惡化，他就像影印機一樣，把負面感受照單全收，不斷複製，造成更嚴重的情緒障礙。

對這樣的孩子，除了溫柔與耐心，沒有其他的路。

教養孩子這麼多年來，我很少嚴厲斥責孩子，更不要說是打孩子了。無論孩子如何不可理喻，我的態度向來都是「堅定但溫和」，不管我內心如何氣惱，我都會按捺脾氣，和顏悅色地教導他。

蔡傑教會我了一件事：教育必須是具備「感情」的，而且，這份感情不能是「刀子嘴，豆腐心」般深藏在心裡，必須要精準傳達到孩子的心裡，才能產生真正的效果，是他讓我學會了「堅定而溫柔」的功課。

我深信，獎勵的力量，遠比懲罰大。不只對蔡傑如此，我相信對其他孩子也一樣。

記得蔡傑入學第一年，班上有一個小朋友小民（化名）脾氣有點蠻橫，常常欺負蔡傑和其他小朋友，或搶其他人的玩具。為了要化解這種情況，我私底下跟小民達成協議，只要他一天沒有打蔡傑，我就給他一顆糖果；相安無事一段時間後，我又跟他約定，只要他一天沒有跟班上任何一個人起衝突，我就給他一顆糖。雖然小民偶爾還是會克制不住情緒，但次數相較之前，已經降低很多。

有一次，我帶蔡傑去做語言治療，小民也是同一時段的治療個案。當時，有一個高高胖胖的小朋友，莫名其妙把蔡傑推倒，小民在現場看到，立刻生氣地衝上前去，回推了那個孩子一把。

小民的阿公不明白來龍去脈，看發生衝突，連忙趕來要修理小民，我趕緊替他解釋，說小民是為了保護蔡傑才去推別人的。

不知為何，小民似乎很喜歡跟我們親近。我們在醫院做語言治療的期間，通常會提早一點到，在等待的空檔中，我常會拿紙筆給蔡傑練習寫字或畫畫，小民看到也會過來參與，有時我沒拿出來，他還會主動跟我要紙筆。他阿公看到還嚇一跳：「在家裡他從來不會這樣做，問他功課寫了沒，他總說今天沒功課。」

我從小民阿公那裡了解，小民的成長環境，父母都是用打罵方式教育，如果小民的父母能多一點獎勵與勸導，也許他就有機會變得更好。

之前小民欺負蔡傑時，我也很生氣，但後來慢慢發現，小民每次欺負蔡傑的動機，其實是想要跟他玩，只因他精力太旺盛，加上從家庭教育學到錯誤的態度，所以產生不良的互動方式。

小民的頭腦其實算靈光，只要好好講，他是可以理解的，與木頭般的蔡傑相比，實在是很好教的孩子。他的精力過剩，只要陪他多從事激烈的體能活動，把體力消耗，讓他「放電」完，就能改善許多。

只是，這需要家長投入大量的耐心與時間。家家有本難念的經，我也不便對人家的教養方式置喙太多，只能祈禱小民的爸媽早點想通這一點。

「打」或「嚇阻」的教育，對於小民，或許暫時能夠治標，但終究治不了本，而且，孩子總會長大，有一天當父母再也無法用「打」來控制孩子時，該怎麼辦呢？

至於蔡傑，若用打罵教育，別說是治本了，連治標都沒辦法。

為了要訓練孩子，我的立場跟態度一定要很堅定，但我的言語跟態度必須要很柔和，雖然收效還是很緩慢，但「愛」真的是有滲透力的，孩子慢慢掙脫情緒障礙的箝制，變得穩定、快樂。

當初如果我跟蔡傑硬碰硬，用打罵來「鎮壓」這個孩子，我想今天的結果一定是兩敗俱傷。

感謝孩子教會我這件事，愛的獎勵，是可以超越罪與罰的。

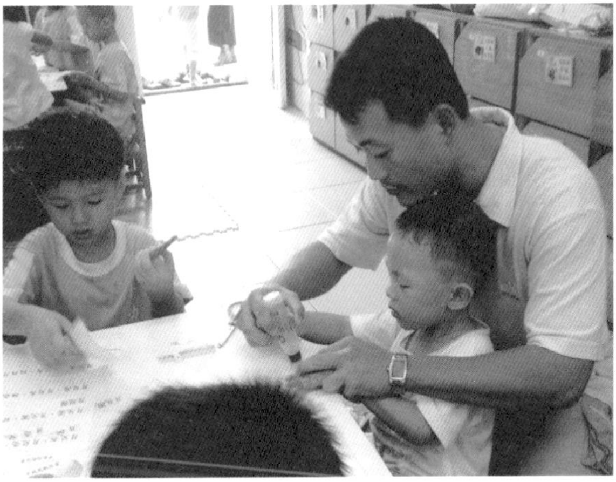

感謝孩子教會我這件事，愛的獎勵，是可以超越罪與罰的。

何必學會「地球人的伎倆」？

蔡傑就是一個心靈如此純淨無瑕的孩子，就像一杯乾淨的白開水，他善良、與世無爭的個性，過去如此，現在如此，以後也會是如此。

跟一般孩子相比，我們家蔡傑真的是「笨」得可以。

只是，我深信「滴水能穿石」，縱使孩子不聰明，只要經過鍥而不捨的努力，一定可以學會。這麼多年來，說話也好、寫字也好、運動也好，我們都一一克服了。

不過，有件事不管怎麼教，他就是做不到，那就是「反擊」。

在孩子的世界裡，甚至在所有生物的世界裡，大欺小，是很常見的事情，不過，我們家蔡傑，卻老是被比他身高矮或年紀小的孩子欺負，甚至，連小狗也能欺負他。

有一次，我們去公園練習獨輪車，突然冒出三隻野狗，兩隻成犬，一隻幼犬。那三隻狗占據的地方，正好在蔡傑騎獨輪車的路線上，成犬比較乖覺，只要蔡傑騎過去，他們就自動讓開。

可是，那一隻幼犬卻很好動，很想找人玩，算準了蔡傑會經過的時間，擋在他前頭，蔡傑只想專心騎獨輪車，並不想跟小狗玩，但是，他卻沒有去威嚇、驅趕小狗，任憑小狗一次次擋路，害他不斷跌倒。

我在旁看了這一幕，既心疼又無奈。如果是一般頑童，看這隻小狗這麼不識相，早就凶巴巴地把牠踹走、趕跑了，絕不會像蔡傑一樣，被一隻弱小的狗兒弄得進退失據。

這也反映了他實際生活的人際互動，就算碰上年紀比他小的兒童，蔡傑也不會去欺負弱小，反而都是被這些「弱小」一直捉弄，毫無招架能力。

有時候看他這樣老實，心裡覺得很不捨，也多次教他要適度反擊來保護自己，不過都沒有用，蔡傑就是這樣一個徹徹底底「人畜無傷」的孩子。

眼看蔡傑被那隻小狗糾纏了十幾分鐘，我看不過，拖著蔡傑，教他怎麼趕走小狗，可是，他完全沒辦法回擊那隻小狗，就算小狗一直害他跌倒、受傷，他也不想去傷害牠。

一如每一次當他被人欺負時，我告訴他，要報告老師、要反擊，甚至嗆回去、打回去都沒關係，可是，他就是沒辦法學會以暴制暴的伎倆。

他可以克服自閉兒說話的障礙，可以學會高難度的獨輪車，但是，他始終學不會「邪惡」、永遠無法做到「損人利己」這件事。

蔡傑就是一個心靈如此純淨無瑕的孩子，就像一杯乾淨的白開水，他善良、與世無爭的個性，過去如此，現在如此，以後也會是如此。

有時候，我不免會想，是不是因為「地球人」太過聰明奸巧，所以把蔡傑這樣「非我族類」的孩子，定義為「智能障礙的自閉症」。

跟絕大多數的「地球人」相比，蔡傑很笨，笨到連這些「地球人」理所當然就會的「技巧」——貪婪、算計、鬥爭、野心、輕蔑、驕傲、炫耀、譏諷、牢騷、說謊、計較、虛榮、抹黑、奸詐、批評、陷害、仇恨、嫉妒、耍心機、自以為是、投機取巧、花言巧語——全都學不會。

打開電視，新聞、戲劇裡每天輪播著上述這些「地球人會的事情」，可是蔡傑無論年紀如何增長，卻始終學不來。看著他純真的臉龐，我不禁有些慚愧：我真的應該處心積慮地教他那些「伎倆」嗎？

或許，真的該學習的，是我。

孩子，爸爸解讀到你的意思了，你想說的是：人生何必每樣事情都要分出勝負？何必蒙受委屈就一定要以牙還牙？這世上，又有誰是永遠的贏家？有時候退一步，反而海闊天空，不是更好嗎？

只要我們認真過活就好，不必事事都要論輸贏。

對吧？

坦然的勇氣

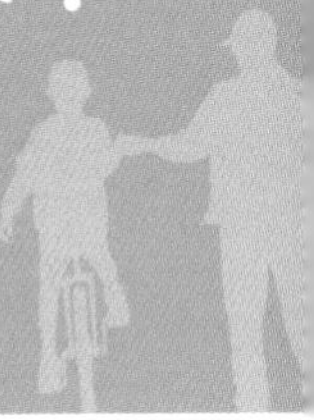

當我願意坦然接納我兒子的全部以後，我便得到釋放。教養蔡傑的過程，對我而言，也是一個淬煉心靈的過程。因為他，我才能變得既柔軟又堅強……

很多身心障礙兒的家長不喜歡帶孩子到公共場合，一來，孩子情緒極有可能突然失控，弄得人人側目、場面難堪；二來，家長也不想被比較，看到正常的孩子可以做到許多事情，自己的孩子卻什麼都不會，心中難免黯然神傷。

但是，無論如何，家長都必須要克服這些心態，學會「厚臉皮」的本事，才能幫助孩子成長。

這做起來並不簡單，來自四面八方的異樣眼光，足以讓你的心千瘡百孔，我自己也是過來人，知道那種滋味。

光是要讓自己能夠接受「全職爸爸」這個身分，我內心就煎熬了好久。

老實說，我一開始實在不太喜歡「全職爸爸」這個字眼，感覺自己好像在做一件

「正常男人不會做的事」。

雖說現在已經不是封建社會，但在華人社會裡，還是深受「男主外，女主內」的傳統觀念箝制，男人負責賺錢養家，女人則負責照顧孩子，好像很天經地義。

而我，卻決定反其道而行，想當然耳，必然招致一些異樣眼光。

有些人當著面揶揄我：「厚，你真好命，讓老婆養！」而有些人雖然沒有明說，但光看表情、眼神就知道他們心裡恐怕大不以為然：「呿，一個大男人不出去工作，在家裡照顧小孩，這像話嗎？」

而要承受異樣眼光的，不只是我個人而已，我的父母、岳父母和妻子也得面對這些壓力。

當有人問他們：「你兒子（女婿、老公）現在在做什麼？」他們總是支支吾吾，語焉不詳，要如何跟外人解釋：自己的兒子或老公，是為了有「自閉症」的孩子變成家庭主夫呢？而自閉兒乍看外表又與正常兒童無異，到底是為什麼，非得要由爸爸窩在家帶小孩不可呢？

這些問題，回答起來都一言難盡。

而「異樣眼光」又何止是針對「讓老婆養」這件事而已？

孩子小時候，經常在公園、醫院、餐廳、超市、溜冰場、游泳池……等公共場合出現混亂行為，而情緒障礙一旦出現，就是一發不可收拾，淒厲哭嚎、掙扎打滾、尖叫嘶吼……就像發瘋一樣。如此行徑，很容易就招致旁人白眼、指指點點甚至嚴厲指責。

不知情的外人，哪能理解孩子的身心問題？通常只會認為，這是「家長沒教好」。我可以忍受孩子的失控，但偶爾我還是會被一些不相關的人的閒言閒語激怒，特別是在訓練蔡傑游泳那段期間，因為蔡傑怕水，幾乎每次去都會上演脫序行為，被一些婆婆媽媽指責是家常便飯。

我通常都裝作沒聽見，但實際上，內心卻是極為痛苦，有一段時間，我甚至壓力大到夜夜失眠。

有時候，看蔡傑持續發瘋幾個小時，卻束手無策時，我也會自我懷疑——為了一個這樣重度障礙的小孩，辭掉工作教養他，到底值不值得？這個孩子到底有沒有救？會不會到頭來這些努力都是枉然，他終究還是一輩子無法自主？最後還是必須要送到療養院度過餘生？

幸好，無論我如何失望，卻不曾真正絕望過。對蔡傑的愛，徹底改變了原本自尊強、怕丟臉的我。

自己暫時的榮辱，有蔡傑的未來重要嗎？這個答案很清楚。

「厚臉皮」，其實是一種寶貴的能力。那意味著，你可以克服別人的眼光，忠實地做自己；也意味著，你能分辨什麼才是最重要的事情，其他的干擾，都不能阻攔你奔向目標。

當然，這很不容易。很多時候，人們難免像那個「父子騎驢」寓言中的主角一樣，被旁人指指點點，就軟弱地不斷改變立場，弄得自己尷尬萬分，這樣也不是、那樣也不是。但是，我們最終仍得想清楚：自己到底要什麼？如果我無法克服「丟臉」的問題，我的小孩就永無「得救」的機會。如果孩子的未來看不到希望，那當家長的未來也不會有希望。

家有身心障礙兒，家長很難擺脫「自卑感」的糾纏。我曾經也有自卑的感覺，但我自問：我為什麼要為了有一個自閉症的孩子而感到自卑呢？蔡傑的存在，是一種「錯」嗎？

不，蔡傑是上天給我的美麗禮物，他絕對不是一個錯誤！曾經有記者採訪我時，問過我一個問題：「如果可以選擇，一個是有蔡傑這樣的孩子，一個是沒有孩子的生活，你會怎麼選？」

我回答那位記者：「我要蔡傑。」

以前，如果有人對我們父子講難聽話，我雖然心中淌血，但仍會裝聾作啞，我想我內心深處，還是有「丟臉」的感覺吧。但後來，如果對方出言實在太過不遜，我就會直接過去跟那些人說：「請你諒解，他有自閉症。」

當我願意坦然接納我兒子的全部以後，我便得到釋放。

教養蔡傑的過程，對我而言，也是一個淬煉心靈的過程。因為他，我才能變得既柔軟又堅強，而這就是所謂的「韌性」吧。

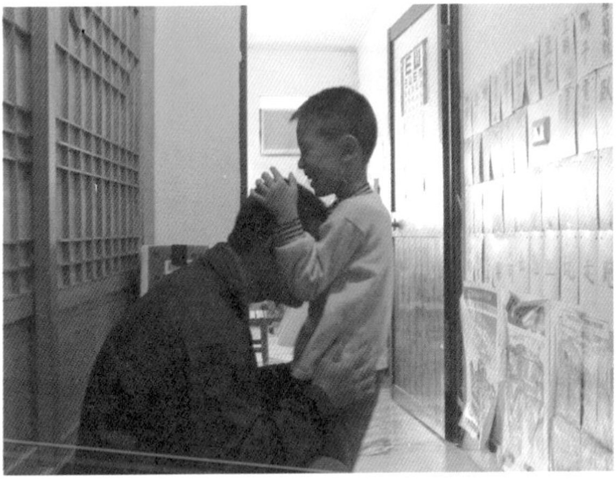

對蔡傑的愛，徹底改造了原本自尊強、怕丟臉的我。

老爺爺做事總是對的

我感謝我的兒子蔡傑，我對他訓練非常嚴格，就算跌跌撞撞，還是堅持要學習到底，但蔡傑對我全心信任，在他心中，爸爸做事永遠是對的。

在教蔡傑唸故事書時，我發覺，很多故事都好可愛，而且，蘊含的寓意頗值得玩味。

有一次我們讀到一個很有趣的故事：〈老爺爺做事總是對的〉。故事是這樣的：

有一對老夫妻，他們雖然很窮，對人卻很大方。一天，老爺爺要進城，老奶奶說：

「你把馬賣了，換點東西回來。」

老爺爺用馬換了牛，用牛換隻羊：又把羊換成鵝，再把鵝換成雞；最後，在酒店裡，用雞換了一袋爛蘋果。

有兩位英國人提醒老爺爺說：「你把一匹馬換成一袋爛蘋果，不怕被老婆罵啊？」

老爺爺說：「不怕！她準會說：『老爺爺做事總是對的！』然後吻我一下呢！」

兩位英國人不相信，拿出一百個金幣和他打賭，並且和他一起回家。

老爺爺說：「我用馬換了一頭母牛！」老婆婆說：「很好，有牛奶喝了。」

「不過，我把牛換成了羊啊！」

「這更好，喝了羊奶，還可穿羊毛襪。」

「但是，我拿羊換鵝又換了雞。」

「好得很！雞生蛋，蛋再生雞呀！」「最後，我拿雞換了一袋爛蘋果。」

「老爺爺你做事總是對的！剛才有一家人嘲笑我連個爛蘋果也沒有，現在我可以借她一袋啦！」老婆婆邊說邊吻了老爺爺。

那兩位英國人給老爺爺一百個金幣，並且相信：老爺爺做事總是對的！

表面上，只是一個運氣好的傻老頭的滑稽故事，我覺得，這故事講的其實是「信任」。

就算貧窮，就算不聰明，都沒關係，只要有愛與信任，這個家就會充滿幸福。

記得有一次，我和妻子帶蔡傑回臺北娘家，回程時因為開了四小時的車，有點疲憊，原本應該在水上交流道下去，卻開到了新營收費站。

妻子突然意識到不對，大叫：「欸、欸、欸，新營收費站耶！」

我這才驚覺自己開過頭了。這時蔡傑也醒來了，他大笑地嘲笑我：「爸爸開超過了，爸爸錯了。」

我很了解我兒子，他的意思，並不是嘲笑爸爸錯，而是認為「他自己沒有犯錯」，所以好開心。妻子看蔡傑這麼高興，也笑著接腔：「對啊，爸爸開錯了。」

雖然多繞了一點路才回到家，但我們一家在車上突然變得好歡樂，光是為這個「梗」就笑了很久，沒有人抱怨、沒有人責怪。

我想起〈老爺爺總是對的〉的故事，這個老爺爺其實很幸福，就算那兩位英國人沒有給他一百個金幣，他還是幸福的，因為老婆婆好愛他、好信任他。

我選擇當個全職爸爸陪伴孩子，妻子完全接受我的決定，挑起養家擔子，這麼多年過去了，我們沒有離婚，攜手熬過了辛苦的五年。據說大導演李安成名之前，曾在家沉潛了六年，由妻子養他，我沒有李安導演的縱橫才氣，但我的妻子還是願意無怨無悔養我五年，真的很感謝她。

我也感謝我的兒子蔡傑，我對他的訓練非常嚴格，就算跌跌撞撞，還是堅持要學習到底，但蔡傑對我全心信任，縱使不願意或身體困乏，還是會努力聽從爸爸指示，流淚流汗完成任務，在他心中，爸爸做事永遠是對的。

我想，我也是一個很幸福的「老爺爺」呢！

老闆娘的信

我怕我的蔡傑將來無法在社會上生存，她也怕她的兒子未來前途茫茫，雖然我們彼此素不相識，但我們都是癡心父母，她的擔憂，我也能充分理解。

某個秋日，我一如往常帶著蔡傑去練習獨輪車。有一個中年婦女提著一個塑膠袋，遠遠朝我們走過來。

她靠近了，袋子裡頭裝有一份點心，還夾著一張紙片。她問了我一句：「你只有這個孩子嗎？」

「嗯，我只有這一個。」

她把點心放下，叮囑了一句：「趁熱趕快吃。裡面有一張信，給你。」然後，就離開了。

瞧她有點眼熟，沒錯，這個婦人我先前就見過她。

之前，我在陪蔡傑練習獨輪車時，她旁觀了半晌，忍不住驚嘆說：「你以後是要讓他去參加奧運比賽喔？」

其實，我的用意很單純，只是想激發孩子的潛能，讓孩子充分去體會生命中的所有「感覺」——風的感覺、身體的感覺、思考的感覺、活著的感覺！

但是在外人的眼裡，可能以為我在訓練孩子做特技表演，想參加什麼比賽吧？不只這位婦人，很多旁觀的路人，也都會有類似的感想。但這故事說來話長，面對這些好奇觀眾的提問，我只能笑而不答。

沒想到，這位「觀眾」竟然特地送點心來，還費心地寫了信。

那張紙片的第一句是這麼寫的：「從春天到夏季到秋天……」我心中一凜，原來，她已經觀察我們父子很久了。那封信繼續說著：「感念你們父子倆能夠長期持續不輟『練功』，有鍥而不捨的精神，相信將來無論做什麼事，都比別人容易成功。」

這封信寫得很誠懇認真，她用了三支不同顏色的筆，像國文老師一樣，在「無論做什麼事，都比別人容易成功」這個句子旁邊，一圈圈畫上重點。

這是一封鼓勵的信。我不禁眼眶一熱，我們的故事，她見證了，而且，她能夠體會。

婦人在信末又特別附註了幾句感慨：「P. S.也感傷自己念X大美術系的孩子，升大三了，卻混吃混漫畫，不思用功，除去作業外，從不提筆彩繪，為娘的比他還著急，卻不知如何去督促，唉！」

真是天下父母心，永遠都為孩子心心念念！

我怕我的蔡傑將來無法在社會上生存，她也怕她的兒子未來前途茫茫，雖然我們彼此素不相識，但我們都是癡心父母，她的擔憂，我能充分理解。

我後來知道，她原來是一間餐廳的老闆娘，她的店址就位於我常和蔡傑練習獨輪車的場地對面，老闆娘偶爾會到附近蹓狗，常看見我們父子倆在那兒「練功」。

我想，她應該不知道我的孩子是有問題的孩子，她可能也沒看過我記錄蔡傑點點滴滴的部落格。

我的孩子恐怕沒辦法做什麼事「都比別人容易成功」，但，她的鼓勵與心意，我收到了，感恩在心頭！

就像她說的，我們有「鍥而不捨的精神」，所以，蔡傑一定會一直進步的！

在秋風涼颼起，已有涼意的那個午後，這份熱騰騰的點心，溫暖了我和孩子的心，我想對她說一句：「謝謝您！」

後記：當你真心渴望一件事……

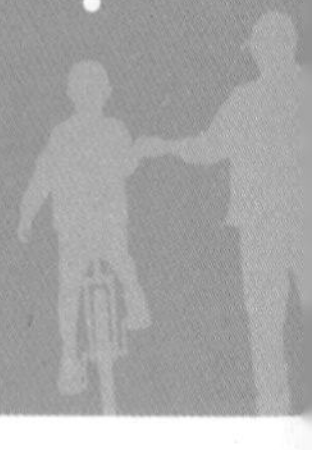

四年前，當全職爸爸進入第三年，我開始慢慢感受到孩子的進步，正處於教育熱情高峰期的我，為孩子記錄的文字已經超過十萬字，自己影印集結成《蔡傑的故事》，很希望找到出版社出書。

想要出書的理由，並不是想出名，更不是想牟利。我只是想幫自閉兒以及自閉兒的父母發聲，如此而已。

因為，我的愛子蔡傑有自閉症，他的成長過程，注定比別人更辛苦，而我和妻子，又何嘗輕鬆？在教養他的過程中也飽受委屈，經常被周遭的人認定是不懂管教的失敗家長，面對異樣眼光，我百口莫辯。

就因為親身嘗過諸般滋味，我充分了解特殊兒家長的辛苦，多麼希望全世界的人都能了解特殊兒，甚至，我恨不得自己有能力可以影響政策，把這個議題編入學校的教科書裡，讓有自閉症的孩子，以及家長們，能獲得多一點的理解與幫助。

我常常自問：一個像我這樣的平凡父親，要怎麼做，才能實現這個願望？

那年，我厚著臉皮主動將《蔡傑的故事》文稿寄給了一家出版社，一個星期後接到總編輯的電話，他說他看了很感動，但必須等開會討論後再做決定。我滿懷希望，高興地撥電話告訴妻子：「如果以後我的書能出版，我們家蔡傑就不會被誤解了！」

沒想到，過了一星期，我再次接到的通知，卻是不能幫我出版的回音。失望在所難免，但我能理解，自閉症畢竟不是什麼當紅議題，加上自己的文筆也不是很好，也難怪出版社躊躇。沒關係，失敗對我來說，早已是家常便飯，我重新檢視自己的文章，又將全部文章修修補補了數十次，再找另一家出版社投遞稿件，但這一次，依然踢到鐵板，這家出版社把我的文稿原封不動地直接退回。

雖然我不是一個容易放棄的人，但心中也忍不住沮喪。

蔡傑的社工與治療師知道這情況後，他們建議我，若不能將這些記錄付梓，不如架設網站將文章分享出去，說不定仍能產生若干影響。

於是，我成立了「蔡傑的部落格」。

部落格成立初期，我還不太懂得如何使用，版面很陽春，內容也不豐富，點閱率每天都是個位數，感覺好像只有走錯路的路人才會點進來看，毫無人氣。

做為一個特殊兒家長，我心裡好急。雖然，我明白自己的力量很微薄，但，我真的好希望能夠在蔡傑長大以前，讓更多人了解「自閉症」，這樣，特殊兒以後的路，可能就會走得順一點。

就為了這一點作父親的傻氣癡心，我不間斷地做我一點也不擅長的事——寫部落格。我不只是寫文章，為了拓展人氣，我認真研究部落格的操作方式，還從零開始自學影片編輯，讓部落格內容更豐富，好吸引網友注意，希望藉由這些影像紀錄，扭轉社會大眾對於自閉症的刻板印象。

在這過程中，意外發現蔡傑非常喜歡看自己的影像出現在電腦裡面，每次只要他看見自己出現在影片裡，就好像發現新大陸似的，興奮不已，甚至還會主動問我問題，這真是意外的收穫，讓我多找到一個可以刺激孩子說話的動機，為此，我更努力拍攝影像、經營部落格。

教養蔡傑也好，想要為自閉兒發聲也好，沒有一件是容易的。我常覺得自己做的事情，真的好像是「愚公移山」。

我這個「愚公」，到底要花多少時間，才能夠把矗立在眼前的山嶺挪移呢？

我真的不知道。我只知道，去做就對了。

慢慢地，我挪開了一座又一座大大小小的「山」。

游泳，三年，學會抬頭蛙；五年，學會憋氣、自由式、仰式。

腳踏車，六年，可以一次騎二十公里。

直排輪，六年，學會S型、交叉、倒溜。

獨輪車，三年，可以在一塊磚塊的寬度（十公分）直線前進騎十公尺。

在這漫長的過程中，我當然也曾沮喪、低潮、挫折、茫然，但當我重新檢視過去拍攝的影片與文字紀錄時，就能發現，孩子是一直在進步的，雖然，幅度是如此緩慢，但是，他真的一直、一直、一直不斷地進步著。

於是，我就能勇敢說服自己，只要我不放棄，就會有希望。

或許是因為「天道酬勤」吧？我的部落格，在好幾個重要的部落格比賽中，都得到不錯的成績，點閱率也不斷攀升，我開始幻想，如果以後有機會，能以自閉症為主題，拍一部像海角七號一樣有影響力的電影，那就更好了……

說也奇妙，就好像《牧羊少年奇幻之旅》書中所說的：當你真心渴望一件事，全宇宙都會聯合起來幫助你。

因為一個偶然的機會，知道臺灣第一部自閉症紀錄片《遙遠星球的孩子》要開拍，正在尋找拍攝的對象，怎麼這麼巧？這正是我很想做的事情！於是我主動聯繫劇組，參

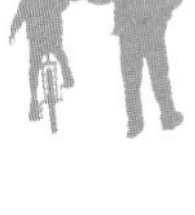

與拍攝。雖然這部紀錄片並沒有顯赫票房，但它獲得到金鐘獎三項大獎肯定，甚至開始成為臺灣各級學校的特殊教育的教材，我心中的感動與感恩，筆墨難以形容。

而時報出版，也在此時提出出版邀約，讓我受寵若驚。

雖然，距離當初起心動念要出書，已經悠悠經過四年，但這個願望，總算是實現了。

原本，這本書早在去年底就應該出版了，只是三十萬字的初稿實在太過龐雜，有些紀錄又太過直白口語，必須經過精簡潤改後才能出版；但寫文章對我而言，本來就不是件輕鬆的事情，加上我卸下全職父親、重回職場後，每天下班已經非常疲累，實在沒有多餘的心力再繼續改寫文章。

就這樣，一直拖到今年，我的書還在難產中，我不好意思再繼續拖稿，正要寫信向主編提出解約時，突然想到一個曾經訪問過我的特約記者翠卿，我對她的文字印象深刻，她能精準抓住我想要表達的意思，於是我向主編提出建議，希望由翠卿協助重整這些稿件。

非常感謝時報出版以及翠卿的幫忙，讓這本書能夠順利問世；此外，也很感謝那些願意在百忙中撥冗為這本書提筆寫推薦序的社會賢達，我與蔡傑，深深謝謝大家。

《一路上，有我陪你》是一個父親，為他的自閉症愛子寫了九年的紀錄。這中間，經歷過許多風風雨雨，但，我們一直堅持著不放棄，直到雨過天青的那一刻。

多麼希望藉由我們父子這段雖然平凡，但卻很認真、努力的故事，讓更多人知道，
只要心中有愛，就能穿越障礙。
誠懇將這本書，獻給全天下的父母與您的寶貝。

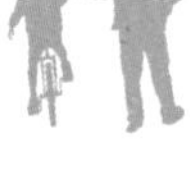

〔紀念版後記〕

十一年回顧

蔡傑爸

蔡傑九歲，這本書上市，翻閱過去點點滴滴，所有回憶湧上心頭，儘管當時的我什麼都不懂，什麼也不會，我也無懼面對壓力，總是帶著滿腔熱血，陪孩子一起去挑戰極限，完成多項不可能的任務；但，我還是得承認，有些先天限制，並不是光靠努力就能改變的。

直至今日，蔡傑依然存在許多障礙：口語能力落後，無法正常溝通，時常當機，精細動作不行，認知能力不足，情緒障礙，學習障礙、缺乏情感、有怪異的固執行為。

早期我查閱許多文獻，有這麼一句話：「融合教育（注）是全世界的潮流，國內推行融合教育多年，據統計自閉症學生為學校老師最不願意收，最懼怕的障礙類別之首。」

身為自閉兒家長，看到這句話我真的很痛心，如果可以選擇，我也不想生出一個自閉兒，讓大家討厭及排擠。我不禁自問，生命的意義，到底是什麼？

自閉症是無法透過外貌來辨識的身心障礙者，他們不生氣的時候都很可愛，男的帥，女的美，可是只要一生氣，就會馬上抓狂，常伴隨著撞牆、地上打滾、破壞東西、打自己的頭……等失控舉動，我很願意陪孩子度過黑暗時期，一起練習正確的互動方式，可是旁人異樣的眼光與無情的評論，常讓我感到灰心與無奈。

障礙，往往來自於不了解。如果全世界都不願意正確理解自閉症，我一個人再怎麼會教孩子都沒有用。只要大家都願意了解，懂得如何跟自閉兒相處，障礙，也就不是障礙了。我知道這樣的想法很天真，面對現實的殘酷，我還是依然決定要朝這個方向去努力。

我訂了兩個長期目標，第一、我要把蔡傑教好，培養他未來可以在社會上獨立生活的能力；第二、我要勇敢走出去，親自向世人說明什麼是自閉症，營造出友善的校園環境，進而達到共融和諧的社會氛圍。這兩件事情的難度都非常高，我還是堅持要做，因為我很清楚，全世界只有我一個人願意這樣去做，如果我不做，也沒有人會做了，所以我選擇放棄工作，當起了全職爸爸。

注：讓身心障礙學生與普通學生一起上課。

這一路上嘗盡了各種人情冷暖。有些人會瞧不起我，認為我是男性，卻整天在家帶孩子，讓老婆出去工作；也有人認為我根本不可能成功，生了特殊孩子，代表整個人生都毀了，就算我再怎麼努力也沒用，都只是在浪費時間而已……但我沒有被現實給妥協掉，為了孩子，我必須忍辱負重，不能在意世俗的眼光。唯有透過不斷的學習，累積自己的專業，培養出足夠的能力，才有辦法帶領特殊孩子一起開創未來。

二〇〇九年，我嘗試在網路上發表文章，開始自學影片編輯，全心全意專注在孩子的學習上。每當我有新的靈感，或者孩子進步了，還是我又悟出了什麼人生大道理，我總是帶著傻勁，迫不及待的透過網路將這些分享出去，讓大家一起來感受這份喜悅。

二〇一二年《一路上，有我陪你》上市，我的演講場次逐漸增加，為了實踐教育理念，把愛傳到更遠的地方，只要有單位提出邀約，不管距離有多遠，我一向來者不拒，總是帶著感恩的心前往分享。十幾年下來，除了走訪臺灣各地區之外，還有離島的金門、澎湖、北竿、南竿，也到中國大陸五個城市、馬來西亞三個城市、澳門……等華語國家，原來「有夢最美，築夢踏實」就是這樣的感覺。

時間過得很快，轉眼間，蔡傑已經長大了，他從十七歲開始工作，領到人生第一份薪水，經過三年的磨練，二十歲的他已累積了五份不同性質的工作經驗，包括：1. 直排輪、獨輪車、蛇板的助教、2. 加油站的洗車員、3. 麵包店的烘焙助手、4. 生命教育的講師、5.學校的工友。

沒有一滴汗水是白流的，沒有一段路是白走的，不管任何工作，對蔡傑而言，都是很重要的學習，從十八歲到二十歲之間，他累計完成一百五十場演講。我總是坐在臺下，看著孩子露出招牌笑容，向觀眾娓娓道來他的故事……我想蔡傑未來的職業已經可以確定了。

沒錯，讓全世界每一個人都來正確認識自閉症，就是我們父子這輩子的使命！

很高興《一路上，有我陪你》成長紀念版可以重新上市，非常感謝讀者們的青睞。十幾年的努力，好不容易終於將興趣與工作結合，如今父子一起成為「生命教育」、「特殊教育」的講師，未來將秉持取之於社會，用之於社會的精神，哪裡有需要我們，我們就會走到那裡。

生命的意義到底是什麼？我想我們已經找到了。

就是……分享與奉獻！

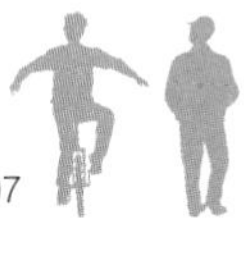

〔紀念版後記〕

字卡牆的回憶

蔡傑

小時候我還不太會講話，我記得爸爸會拿著字卡，放在書桌上，一張一張的教我念。因為我平常都在走廊上玩汽車，爸爸就把字卡全部貼在走廊的牆壁上，每次我在玩汽車的時候，爸爸就會靠過來，一邊陪我玩汽車，一邊教我念字卡。

我在讀學前特教班的時候，有學ㄅㄆㄇ的拼音，每次寫完回家功課，爸爸會要我拿著鉛筆，去走廊的字卡牆上寫出拼音，平常都是爸爸教我寫ㄅㄆㄇ，有時候媽媽早點下班，媽媽也會陪我一起寫ㄅㄆㄇ。

字卡很多，有好幾百張，每天只寫一張兩張，慢慢寫，寫幾個月之後，牆壁上的字卡全部都寫完了。爸爸教我一邊寫，一邊練習發音，我寫完了，也代表我全部都可以念出來了。

我在念字卡的時候，爸爸會用錄影拍下來，然後在電腦上播放，陪著我一起看自己念字卡的影片，要我聽我自己的發音有沒有正確，然後糾正我錯誤的發音，一直陪我練習。

後來爸爸開始要求我讀字卡的速度，也一樣會拍下來，字卡上面有我寫的注音，我平常讀的時候，可以看著拼音拼出來，可是透過電腦螢幕看著影片來讀字卡，我就看不到鉛筆寫的注音了，要真的認識國字，才有辦法讀得出來。

爸爸幫我設計比賽規則，要我看著昨天的影片來比賽，如果我今天念字卡的速度可以超過昨天的速度，爸爸都會有獎勵，只要我過關了，就會馬上帶我出去玩。

又過了一段時間，爸爸開始教我造句，那個時候在放暑假，我的小表姊偶爾會來我們家玩，爸爸也會安排小表姊跟我一起玩造句遊戲。

例如：爸爸指著字卡：「喝」，小表姊會先舉手，搶答說：「喝水」，我就說：「喝汽水」，小表姊再說：「喝橘子汽水」，我就會接著說：「喝蘋果汽水」。

又例如：爸爸指著字卡：「茶」，小表姊會先說：「紅茶」，我就說：「綠茶」，小表姊再說：「奶茶」，我就接著說：「珍珠奶茶」。我會偷姊姊的造句，這是很好玩的造句遊戲，贏了也都會有獎勵。比賽結束後，爸爸會帶我跟姊姊去溜直排輪。

這面字卡牆有很多回憶，也是我學說話的起點，後來我長大了，卡片全部都舊了，爸爸就撕下來，改成貼我的獎狀。

我在高中時期，除了參加校內競賽，也常代表學校對外比賽，只要我有得到獎狀，爸爸都會幫我保留，累積到一定的數量，就會貼在牆壁上。高中畢業後，我開始工作，也跟著爸爸到處去演講，學校都會送我感謝狀，一張、兩張、三張，慢慢累積，爸爸也都會幫我貼上去。

從小時候的字卡牆到現在的獎狀牆，這是我跟爸爸一起努力的過程，雖然我進步很慢，還是會一點一滴慢慢進步，爸爸都會對我說：「我們不知道以後會怎麼樣，只要認真做好自己的本分，老天自然就會有最好的安排。」

小時候我都聽不懂，長大後，有了工作能力，要面對社會，我終於明白爸爸說的意思了。

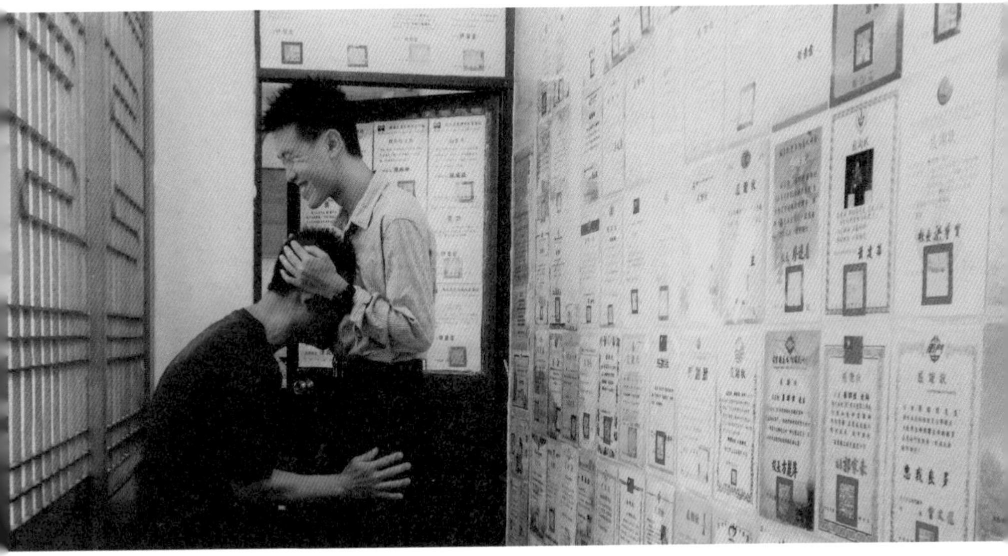

2023 年，兒時的字卡牆已用獎狀替換。

Love系列 052

一路上，有我陪你（20歲成長紀念版）

作　者—蔡昭偉（蔡傑爸）
文字整理—李翠卿
主　編—尹蘊雯
責任編輯—王瓊苹
責任企劃—吳美瑤
封面設計—Ancy pi

副總編—邱憶伶
董事長—趙政岷
出版者—時報文化出版企業股份有限公司
一〇八〇一九臺北市和平西路三段二四〇號三樓
發行專線—（〇二）二三〇六六八四二
讀者服務專線—（〇八〇〇）二三一七〇五・（〇二）二三〇四七一〇三
讀者服務傳真—（〇二）二三〇四六八五八
郵撥—一九三四四七二四　時報文化出版公司
信箱—一〇八九九臺北華江橋郵局第九九信箱
時報悅讀網—http://www.readingtimes.com.tw
電子郵件信箱—newlife@readingtimes.com.tw
時報出版愛讀者—http://www.facebook.com/readingtimes.2
法律顧問—理律法律事務所　陳長文律師、李念祖律師
印　刷—華展印刷有限公司
初版一刷—二〇一二年七月二〇日
二版一刷—二〇二三年十二月八日
定　價—新臺幣三六〇元
（缺頁或破損的書，請寄回更換）

時報文化出版公司成立於一九七五年，
並於一九九九年股票上櫃公開發行，於二〇〇八年脫離中時集團非屬旺中，
以「尊重智慧與創意的文化事業」為信念。

一路上，有我陪你/蔡昭偉（蔡傑爸）著. -- 二版. -- 臺北市：時報文化出版企業股份有限公司, 2023.12
216面；14.8X21公分
20歲成長紀念版
ISBN 978-626-374-598-8（平裝）

1.CST: 自閉症 2.CST: 親職教育 3.CST: 通俗作品

415.988　　112018578

ISBN 978-626-374-598-8
Printed in Taiwan

星星兒
蔡傑的成長故事

自閉兒家庭的教育現場、心路歷程
幫助星星兒從自理到自立！

這一刻，
我們緊緊相依

頁數：224　定價：320

蔡傑 15 歲了，隨著年紀增長，來自社會的挑戰越來越嚴苛，面對敏感的青少年同儕、外界的眼光，蔡傑是否能突破自身限制，成功融入校園？

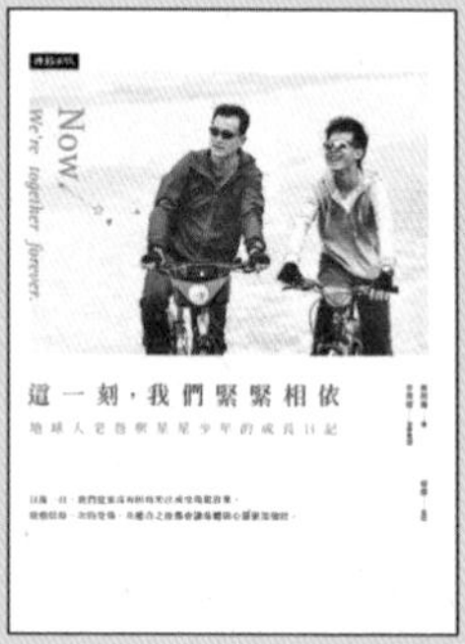

是時候，
放手讓你飛

頁數：224　定價：380

2021 年，蔡傑剛過完 18 歲生日，這一年他從嘉義特殊教育學校畢業，即將離開家庭與校園的庇護，走入社會，探索自己的未來。

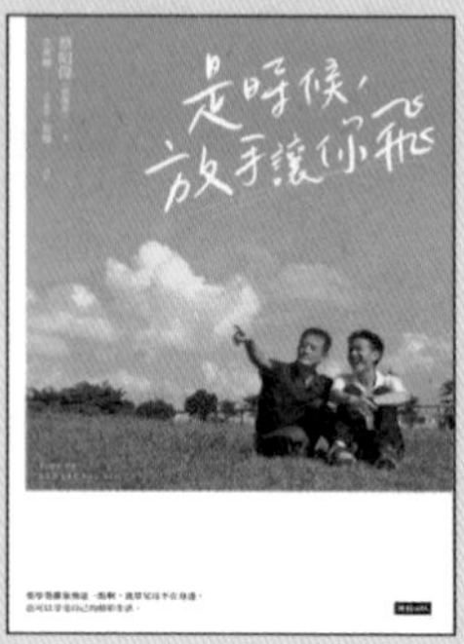